高职高专医药院校课程改革创新教材

供高职高专护理、助产等医学相关专业使用

护 理 导 论

（第3版）

主　编　侯玉华
副主编　董云青　刘媛航　陈　俊
编　者　（按姓氏汉语拼音排序）
　　　　陈　俊　雅安职业技术学院
　　　　董云青　山东医学高等专科学校（济南）
　　　　段思羽　攀枝花学院康养学院
　　　　侯玉华　济南护理职业学院
　　　　林　慧　江西医学高等专科学校
　　　　刘晓涵　济南护理职业学院
　　　　刘媛航　广西医科大学护理学院
　　　　孟　惠　邢台医学高等专科学校
　　　　张艳培　漯河医学高等专科学校

科 学 出 版 社
北 京

内 容 简 介

护理导论是护理专业的入门课程，是学习临床各专科护理的基础性课程。本教材紧扣高职高专层次护理专业的培养目标，结合国家护士执业资格考试的要求，贴近临床实践与护理专业的发展。教材内容翔实，涉及护理学的发展史、护士的素质、健康与疾病、卫生服务体系、护士与患者、护理的支持性理论、护理理论与模式、护理程序、护理科学思维与决策、健康教育、护理职业安全与防护、护理与法等内容。本教材补充和更新了学科前沿知识，突出了护理专业的基本理论、临床思维方法与基本技能。

本教材适用于高职高专护理、助产等医学相关专业使用。

图书在版编目（CIP）数据

护理导论 / 侯玉华主编. —3 版. —北京：科学出版社，2020.6
高职高专医药院校课程改革创新教材
ISBN 978-7-03-064891-4

Ⅰ. 护…　Ⅱ. 侯…　Ⅲ. 护理学-高等职业教育-教材　Ⅳ. R47

中国版本图书馆 CIP 数据核字（2020）第 065206 号

责任编辑：丁海燕　丁彦斌　李傲雪 / 责任校对：杨　赛
责任印制：赵　博 / 封面设计：涿州锦晖

科 学 出 版 社 出版
北京东黄城根北街 16 号
邮政编码：100717
http://www.sciencep.com

天津文林印务有限公司　印刷
科学出版社发行　各地新华书店经销
*
2010 年 6 月第　一　版　开本：787×1092　1/16
2020 年 6 月第　三　版　印张：10 1/2
2023 年 7 月第二十五次印刷　字数：249 000
定价：**32.80 元**
（如有印装质量问题，我社负责调换）

前　言

Preface

党的二十大报告指出："人民健康是民族昌盛和国家强盛的重要标志。把保障人民健康放在优先发展的战略位置，完善人民健康促进政策。"贯彻落实党的二十大决策部署，积极推动健康事业发展，离不开人才队伍建设。党的二十大报告指出："培养造就大批德才兼备的高素质人才，是国家和民族长远发展大计。"教材是教学内容的重要载体，是教学的重要依据、培养人才的重要保障。本次教材修订旨在贯彻党的二十大报告精神和党的教育方针，落实立德树人根本任务，坚持为党育人、为国育才。

护理导论是护理专业的入门课程，是学习临床各专科护理的基础性课程。通过本课程的学习使学生了解护理专业的发展历史与趋势，掌握护理学的基本概念及护理工作的基本方法，从社会科学、人文科学等多角度认识护理专业，培养学生独立思考、解决问题和服务护理对象的能力。

本教材内容翔实，涉及护理学的发展史、护士的素质、健康与疾病、卫生服务体系、护士与患者、护理的支持性理论、护理理论与模式、护理程序、护理科学思维与决策、健康教育、护理职业安全与防护、护理与法等内容。在内容选取上充分考虑了社会的发展对护理专业的需求变化、学生胜任临床护理工作的基本素质要求与工作能力要求，同时吸取当前护理专业发展的先进理念与工作方法，使学生能认识护理学科的性质，理解护理专业与社会发展和卫生保健事业之间的关系，引导学生树立正确的价值观，培养学生良好的职业精神与专业意识。这对提高护士职业道德修养，促进护理专业自身的发展有着重要意义。

教材紧扣高职高专护理专业的培养目标，结合国家护士执业资格考试的要求，并尽可能地贴近临床实践与护理专业的发展。注重理论与实践相结合，在案例与案例分析的基础上，设置知识链接，以拓宽学生的知识面，增加数字资源点，以提高学生的学习兴趣；增加自测题，有利于学生自主学习与自我评价。同时教材内容涵盖面广、详略得当、重点突出、语言精练。本教材适用于高职高专护理、助产等医学相关专业。

在编写过程中，各位编者付出了辛勤的劳动，本教材的出版承蒙各位编者与编辑的大力支持与通力合作，在此谨表示诚挚的感谢！

由于编者的能力和水平有限，教材中可能存在错误和疏漏之处，恳请使用本教材的师生、护理界同仁惠予指正。

编　者

2023 年 7 月

配 套 资 源

欢迎登录"中科云教育"平台，**免费**数字化课程等你来！

本教材配有图片、视频、音频、动画、题库、PPT 课件等数字化资源，持续更新，欢迎选用！

"中科云教育"平台数字化课程登录路径

电脑端

➤ 第一步：打开网址 http://www.coursegate.cn/short/NPFKN.action

➤ 第二步：注册、登录

➤ 第三步：点击上方导航栏"课程"，在右侧搜索栏搜索对应课程，开始学习

手机端

➤ 第一步：打开微信"扫一扫"，扫描下方二维码

➤ 第二步：注册、登录

➤ 第三步：用微信扫描上方二维码，进入课程，开始学习

PPT课件，请在数字化课程中各章节里下载！

目 录

Contents

第1章

绪　论

案例 1-1

李某，男，35岁。上腹部反复疼痛3年，黑便5天，腹痛加重伴呕血2天，以"急性上消化道出血"收入院。体检：T 37.6℃，R 20次/分，P 112次/分，BP 80/50mmHg。患者躁动不安，立即行心电监护，护士小王遵医嘱为其紧急输血400ml，进行抗酸、止血、补液治疗，工作细心的小王常常轻声询问患者情况并适时解释药物的作用，耐心地安慰患者。一周后患者病情好转，小王了解到患者由于工作压力大，常常加班加点，饮食不规律，在观察病情和进行治疗的同时又耐心地给患者讲解有关饮食、用药及后期治疗的安排，始终与患者保持有效的沟通。

问题： 1. 您认为护理是一个什么样的专业？护士的任务是什么？

2. 护理学的概念是什么？

护理学是以自然科学和社会科学为理论基础，研究维护、促进和恢复人类健康的理论、知识、技能及其发展规律的一门综合性应用科学。护理学的研究内容和范畴涉及影响人类健康的生物、心理、社会、精神及文化等多方面因素，是应用科学的思维方法和多学科技术成果对护理现象进行整体的研究，以揭示护理的本质及其内在的发展规律。

第1节　护理学的发展

一、护理学的形成

护理学是一门古老而又年轻的学科，它的形成和发展与人类文明的发展息息相关。

（一）人类早期的护理

护理起源于原始社会，自有人类以来就有护理。原始人开始是居住在山林和洞穴中，靠采集和渔猎生活，由于经常受到猛兽的伤害和恶劣的自然环境的摧残，自我保护成为第一需要，于是逐渐形成了原始的自我护理。如用烧热的石块、砂土置于患处消除疼痛；学会用火后，认识到进食熟食可减少胃肠道疾病的发生；仿效动物用舌头去舔伤口，或用溪水冲洗防止伤口恶化等。

当人类社会发展至母系氏族时代，氏族内部分工男子狩猎，妇女负责管理氏族内部事务，照顾老、幼、病、残者，给分娩者接生，并采用一些原始治疗护理的方法，如伤口包扎、止血、热敷、按摩、饮食调理等。家庭护理的雏形由此产生。

在人类社会早期，人们对一些自然现象不能解释时，常认为有神灵主宰，把疾病看成灾难，认为其是一种由神鬼所致的超自然现象，他们用祷告、念咒等方法祈求神灵帮助，或用拳击、放血、冷水泼浇等方法治疗疾病，减轻病痛，也有人用外敷草药或针灸等方法治病,这些导致医护照顾长期与宗教、迷信联系在一起,巫医不分。经过长期的实践和思考,人们最终摒弃巫术而采用原始的医术,使巫医分开。在一些文明古国如中国、希腊、埃及、罗马均有关于公共卫生、内外科疾病治疗、疾病预防、伤口缝合、包扎、沐浴法、催眠术及尸体包裹等医护活动的记载。

公元初期(公元 1～500 年),基督教的兴起,开始了基督教教会一千多年对医护的影响,这个时期的护理带有很强的宗教色彩,没有真正科学意义上的护理,在东方佛教、西方基督教支配下,救护病残者成为宗教的慈善事业。僧人、修道士、修女等没有接受过专业护理训练,主要以怜悯、施恩的人道主义精神治疗和护理患者,但他们工作认真,关爱患者,在一定程度上推动了护理的发展。此时期护理是以宗教意识为主要思想的护理发展阶段。

综上所述,人类早期护理经历了自我护理、家庭护理、宗教护理时期。

(二)中世纪的护理

中世纪的护理主要以宗教和战争为主题,以医院护理和宗教护理为主。

中世纪(公元 476～1453 年)的欧洲,政治、经济、宗教的发展,频繁的战争以及疾病的流行等,推动了护理工作的发展,这个时期许多国家修建了教堂和修道院,在其中设立医院,护理工作主要由修女担任。

由于战争频繁、传染病的流行,加上医院条件很差,管理混乱,医疗技术水平落后,护理人员不足且缺乏护理知识,患者死亡率很高。加上宗教的束缚,当时的护理工作多限于简单的生活照料。

中世纪后期,由于不同宗教之间的战争长达 200 多年,伤病员数量增加,对救护人员的需求增加,当时的护理除了重视医疗环境的改善外,也重视护理人员的训练,但护理培训及实践很不正规。

这一时期逐渐形成了一些为患者提供初步护理的宗教、军队和非宗教的救护团体,护理由自我护理、家庭护理、宗教护理走向社会化、组织化的服务。

(三)文艺复兴时期的护理

14 世纪至 16 世纪,由于文艺复兴、宗教改革以及工业革命的影响,在医学领域出现了许多著名的科学家,如 1543 年,比利时医生维萨留斯(Vesalius)撰写了《人体结构》。其后英国医生哈维(Harvey)发表了《心血运动论》,从此医学开始朝向科学的方向发展,并逐步发展成一门独立的专业。

由于当时社会重男轻女,妇女得不到良好的教育。加上工业革命在促进经济繁荣的同时,增强了人们的拜金意识,削弱了人们的爱心、奉献及自我牺牲精神。同时由于宗教改革的影响,医院的修女不能留在医院或其他医疗场所照顾患者。护理工作不再由具有爱心的神职人员担任,而是由生活贫困的妇女担任,这时的护理人员缺乏文化和专门训练,缺乏爱心,服务态度恶劣,使护理工作陷入瘫痪状态。此期长达 200 年,被称为护理的黑暗时期。

二、南丁格尔与近代护理

18 世纪中叶到 19 世纪,随着社会的进步及医学的发展,医院数量不断增加,加上传染病的流行和战乱的影响，社会对护理的需求不断增加。在此背景下，欧洲相继开设了一些护士培训班，一定程度上提高了护理的质量。

19 世纪中叶，英国的弗洛伦斯·南丁格尔（Florence Nightingale，1820～1910 年）首创了科学的护理专业，并使护理工作真正成为一种职业，她被尊称为近代护理学的创始人（图 1-1）。这是护理学发展的转折点，也是护理专业化的开始。

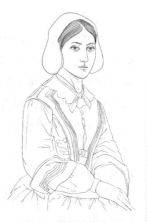

图 1-1　南丁格尔像

（一）南丁格尔生平

南丁格尔于 1820 年 5 月 12 日生于意大利的佛罗伦萨，从小受过良好的教育，精通英、法、德、意等多国语言，富有同情心，性格坚毅，具有开拓精神。她从小就乐于关心照顾伤病者，接济贫困人家。在青年时期，她选择了当时只有最底层妇女和教会修女才从事的护理工作，为此遭到父母、亲友的反对。1850 年，她终于冲破封建意识的束缚和家庭的阻挠，前往德国参加短期的护理训练，开始了她的护理职业生涯。她考察了英国、法国、德国的护理工作。1853 年，她又去法国学习护理，回国后担任英国伦敦妇女医院的院长，但当时的护理工作是以家务劳动和生活护理为主。

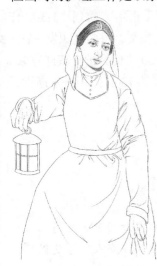

图 1-2　提灯女神

1854～1856 年，英、法等国与俄国为争夺巴尔干半岛的控制权，爆发了克里米亚战争。由于英军的医疗条件非常落后，士兵负伤或患病后得不到合理照顾，伤病员的死亡率接近 50%。这个消息引起了英国民众的强烈不满。南丁格尔获悉后立即申请参加战地救护工作，1854 年 10 月获得英国政府批准，率领 38 名护士奔赴战地医院。她以顽强的毅力，克服重重困难，通过改善医院环境和伤员膳食，消毒物品，设立阅览室和娱乐室调节士兵的生活，安慰和鼓励受伤士兵等措施，经过半年的艰苦努力，使伤病员的死亡率由原来的 50% 降至 2.2%。这段时间里，南丁格尔每夜独自提灯巡视伤员，亲自安慰和关怀受伤士兵，被士兵们尊称为"提灯女神""克里米亚天使"（图 1-2）。1856 年战争结束，回国的南丁格尔受到全国人民的欢迎。英国政府为了表彰她的功绩，奖励她 44 000 英镑，南丁格尔将其全部捐献给了护理事业。

（二）南丁格尔对护理学的主要贡献

南丁格尔用创造性的护理实践，证明了护理的永恒价值和科学意义，改变了人们对护理工作的看法，被尊称为现代护理的鼻祖。她对护理学的主要贡献如下。

1. **创建了世界上第一所护士学校**　通过实践，南丁格尔坚信护理是科学事业，护士必须接受严格正规的科学训练。回国后她用英国政府奖励的奖金，于 1860 年在英国伦敦圣托马斯医院创办了世界上第一所护士学校，从而使护理教育由学徒式教导成为正式的学校教育，为护理教育奠定了基础。从 1860 年至 1890 年其共培养学生 1005 名，她们在各地推行护理改革，创建护士学校，弘扬南丁格尔精神，使护理事业出现了崭新的面貌。

这个时期也成为"南丁格尔时代"。

2. **撰写著作指导护理工作**　南丁格尔一生撰写了大量的论著、报告、笔记等，其中最具有代表性的著作是《护理札记》和《医院札记》。《护理札记》中阐述了护理工作应该遵循的指导思想和原理，被认为是护士必读的经典著作。《医院札记》中则阐明了她对改革医院管理和建筑方面的意见和建议，被认为是医院管理方面前所未有的著作。

3. **首创了科学的护理专业**　南丁格尔对护理事业的发展做出了杰出的贡献，她使护理走向科学的专业化轨道，使护理从医护合一状态中分离出来。她对护理专业及其理论的精辟论述，形成了护理学知识体系的雏形，奠定了近代护理理论基础，推动护理学向科学的专业化方向发展，从而使护理学成为一门独立的科学。

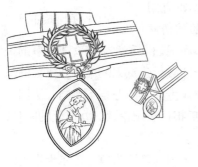

图 1-3　南丁格尔奖章

南丁格尔开创了科学的护理事业，功绩卓著。为了纪念她，在英国伦敦和意大利佛罗伦萨都铸有她的铜像；1907 年，英国国王授予她功绩勋章，使她成为英国历史上第一个获此殊荣的女性；为纪念南丁格尔对护理学的贡献，国际护士会（ICN）设立了南丁格尔国际基金会，向各国优秀护士颁发奖学金供进修学习之用，并将南丁格尔的生日 5 月 12 日定为国际护士节；1912 年，国际红十字会决定设立南丁格尔奖章（图 1-3），作为奖励各国优秀护士的最高荣誉奖，每两年颁发一次。

我国自 1983 年王琇瑛首次获南丁格尔奖章后，到 2019 年共有 80 位优秀护士获此殊荣。

南丁格尔把毕生都献给了护理事业，终身未婚，1910 年 8 月 13 日南丁格尔逝世，享年 90 岁。

三、现代护理学的发展

从 19 世纪以后，现代护理学从职业向专业化方向发展。从护理学的实践和理论研究来看，护理学的变化和发展可概括地分为三个阶段：

（一）以疾病为中心的护理阶段（19 世纪 60 年代至 20 世纪 40 年代）

链接	南丁格尔誓言

余谨以至诚，
于上帝及会众面前宣誓：
终身纯洁，忠贞职守。
勿为有损之事，勿取服或故用有害之药。
尽力提高护理之标准，慎守病人家务及秘密。
竭诚协助医师之诊治，务谋病者之福利。
谨誓！

此阶段受生物医学模式的影响，认为没有疾病就是健康，疾病是由细菌或外伤所致的损害和功能异常，只有生物因素才会引起疾病。因此一切医疗行为都围绕着疾病进行，以消除病灶为目标。受这种医学指导思想的影响，协助医生诊断和治疗疾病成为这一时期护理工作的主要内容。

此期护理特点：①护理已成为一个专门的职业，护士从业前必须经过专门的训练。②护理从属于医疗，护士是医生的助手。③护理工作的主要内容是执行医嘱和各项护理技术操作，并在长期对疾病护理的实践中逐步形成了一套较为规范的疾病护理常规和护理技术操作常规。④护理只是协助医生消除患者的病症，忽视人的整体性。⑤护理教育课程类同于医学教育课程，涵盖较少的护理内容。

（二）以患者为中心的护理阶段（20 世纪 40～70 年代）

20 世纪 40 年代，社会科学中许多有影响的理论和学说相继被提出和确立，如系统论、人的基本需要层次论等，为护理学的进一步发展奠定了理论基础；1948 年，世界卫生组织（World Health Organization，WHO）提出新的健康观："健康不仅仅是没有躯体疾病，还要有完整的生理、心理状态和良好的社会适应能力"。与此同时，美国护理学者莉迪娅·赫尔"护理程序"的提出，使护理有了科学的工作方法；1977 年，美国医学家恩格尔提出"生物-心理-社会医学模式"，强化了人是一个整体的思想，使护理发生了根本性的变革，从"以疾病为中心"转变为"以患者为中心"的护理。

此期护理特点：①强调护理是一个专业，护理学的知识体系逐步形成。②以患者为中心，实施生理、心理及社会多方面的整体护理。③护理人员应用护理程序的工作方法解决患者的健康问题，满足患者的健康需求。④护士与医生的关系为合作伙伴关系。⑤护理教育建立了以患者为中心的教育模式，课程设置形成了自身的理论体系。⑥护士的工作场所主要还局限在医院内，服务对象主要是患者，尚未涉及群体保健和全民健康。

（三）以人的健康为中心的护理阶段（20 世纪 70 年代至今）

随着社会经济的发展和人类健康水平的提高，传统的疾病谱已发生了很大的变化。过去威胁人类健康的传染病得到有效控制，而与人类生活方式和行为有关的疾病，如心脑血管病、恶性肿瘤、意外伤害等成为威胁人类健康，造成死亡的主要原因。1977 年 WHO 提出"2000 年人人享有卫生保健"的战略目标，指明了护理发展的方向，使"以人的健康为中心的护理"成为必然。

此期护理特点：①护理学已成为现代科学体系中一门综合自然、社会、人文科学知识的、独立的为人类健康服务的应用学科。②护理的工作任务由护理疾病转向促进健康。③工作对象由原来的患者扩大到健康人群。④工作场所由医院走向家庭和社区。⑤护理人员的工作方法仍然使用科学的解决问题法，即护理程序。护士成为向社会提供初级卫生保健的最主要力量。

四、中国护理学的发展

（一）中国古代的护理实践

中国传统医学的特点是把人作为一个整体，强调辨证施护，医、药、护为一体，有关护理的理论和技术的记载甚为丰富，护理寓于医药之中。

中医治病强调的"三分治，七分养"，养就包含了大量的护理思想。我国医学经典著作《黄帝内经》中提到了疾病与饮食调节、心理因素、环境和气候改变的关系，强调要扶正祛邪，即加强自身抵抗力以防御疾病，同时提出"圣人不治已病治未病"的预防保健思想；唐代孙思邈所著的《备急千金要方》记载："衣服、巾、镜、栉、枕不宜与人同之"等隔离知识，主张食疗，尽可能减少用药，他还创造了葱叶去尖插入尿道，引出尿液的导尿术；《本草纲目》的作者李时珍是明代著名的医药学家，他能医善护，为患者煎药、喂药，被传为佳话；明、清时代为防治瘟病而采用的燃烧艾叶、喷洒雄黄酒消毒，用

考点
现代护理学发展经历阶段、各阶段特点

蒸汽消毒法处理传染病患者的衣物等护理技术，至今仍有其科学意义。

（二）中国近代护理

中国近代护理学是在鸦片战争前后，随着宗教和西医的传入而起始的。

1835年，英国传教士在广州建立了第一所西医医院，两年后以短期训练班的形式培训护士。

1884年，美国护士麦克奇尼在上海妇孺医院推行"南丁格尔"护理制度，并于1887年开办了护士训练班。

1888年，美国护士约翰逊在福建省福州医院开办中国第一所护士学校。此后中国各大城市建立了许多教会医院并附设护士学校，为中国培养了早期的护理人员。

1909年，在江西牯岭成立了"中国看护组织联合会"[1936年改为中华护士学会，1964年改为中华护理学会（Chinese Nursing Association，CNA）]，主要负责制订和统一护士学校的课程、编译教材、办理学校注册，并组织毕业生的护士执照会考及颁发执照。

1920年，中国第一所本科水平的高等护士学校在北京协和医学院成立，招收高中毕业生，学制3～4年，1920至1953年期间为我国培养了早期的护理骨干。

1934年，教育部成立护理教育专门委员会，将护理教育改为高级护士职业教育，招收高中毕业生，将护理教育纳入国家正式教育体系。

革命战争时期，许多医务人员奔赴延安，在解放区设立医院，护士的护理工作受到党中央高度重视。1931年，江西开办了中央红色护士学校。1941年，延安成立了中华护士学会延安分会。1941年和1942年的护士节，毛泽东同志先后为护士题词"护士工作有很大的政治重要性""尊重护士，爱护护士"。

从1888年到1949年的漫长岁月里，正式注册的护校只有183所，培养护士32 800人，远不能满足当时6亿中国人民对卫生保健事业的需要。

（三）中国现代护理的发展

中华人民共和国成立后，护理事业进入了一个新的发展时期，特别是党的十一届三中全会后，国民经济的发展和科学技术的进步极大地推动了护理事业的发展。

1. 护理教育体制逐步完善　1950年第一届全国卫生工作会议，提出了发展护理专业的规划，将护理教育定为中等职业教育，规定了护士学校的招生条件，并由卫生部制定全国统一的教学计划和编写统一教材，为国家培养大批的护理人才。1983年，天津医学院首先在国内开设五年制护理本科专业，使中断的高等护理教育得以恢复。1984年教育部和卫生部召开全国高等护理专业教育座谈会，明确要建立多层次、多规格的护理教育体系，培养高层次的护理人才，这次会议促进了高等护理教育的发展，也是护理学发展的转折点。1992年北京医科大学首批开设护理硕士研究生教育，2004年中国协和医科大学和第二军医大学分别开始招收护理专业博士研究生，2014年北京大学护理学一级学科获批博士后流动站。另外，还通过函授、远程教育、自学考试等途径为在职护理人员提供学历提升和学习的机会，并且广泛地开展了护理岗位教育和继续教育。我国护理教育形成了多层次、多渠道的教育体系，教育体制日趋完善。

2. 护理服务领域拓展，专业水平逐步提高　自1950年以来，我国临床护理工作一直是以疾病为中心，医护分工明确，护士是医生的助手，护理工作处于被动状态。1980

年以后，随着改革开放，国外护理概念和理论不断引入，生理-心理-社会医学模式的影响日益广泛，使护理实践由"以疾病为中心"转向"以患者为中心"的整体护理模式，进而进入"以人的健康为中心"的护理模式。医护关系也变为合作伙伴关系。护士运用护理程序为服务对象提供高质量的整体护理，护理技术水平明显提高，特别是血液透析、重症监护、器官移植、显微外科、介入治疗等专科护理技术迅速发展。护理工作的范围不断扩大，从医院护理走向家庭和社区护理，工作任务由护理疾病转向促进健康，工作对象由患者扩大到健康人群。

3. 护理管理体制逐步健全

（1）建立健全护理指挥系统：为了加强对护理工作的领导，1982年卫生部医政司设立了护理处，负责统筹全国的护理工作，制定有关政策法规，各省、自治区、直辖市卫生厅（局）在医政处下设专职护理干部，负责管辖范围内的护理工作。各级医院也健全了护理管理制度，300张床位以上的医院设立护理部，实行护理三级管理制度；300张床位以下的医院设总护士长，实行护理二级管理制度。

（2）建立晋升考核制度：1979年，国务院批准卫生部颁发的《卫生技术人员职称及晋升条例》明确规定了护理人员的专业技术职称为初级（护士、护师）、中级（主管护师）和高级（副主任护师、主任护师）。护理人员具有了完善的晋升考试制度，这对提高护士的社会地位，构建中国现代护理专业，有着极其重大的意义。

（3）建立护士执业资格考试制度：1993年3月卫生部颁布了《中华人民共和国护士管理办法》，使中国有了完善的护士注册及考试制度。1995年6月在全国举行首次护士执业资格考试，凡考试合格获中华人民共和国护士执业证书者，方可申请护士执业注册。2008年，国务院颁布了《护士条例》，从立法层面明确了护士的权利、义务和法律地位，建立了执业准入制度，规范了护士的执业行为，维护了护士的合法权益，使我国护理管理走向法治化的轨道，促进了护理事业的规范和健康发展。

4. 护理研究水平不断提高 随着高等护理教育的发展，一批高级护理人才走上临床、教育、管理等岗位，使我国的护理科研有了较快的发展。1954年创刊的《护理杂志》在1981年改名为《中华护理杂志》。目前，护理期刊已增至30多种，护理学术交流和护理期刊上发表的科研文章日益增多，质量不断提高。一些高等护理教育机构或医院设立了护理研究中心，其所进行的研究课题以及研究成果对指导临床护理实践起到了积极作用。1991年中华护理学会设立"护理科技进步奖"，并决定在每逢单数年的"5·12"国际护士节颁奖，这极大地鼓舞了护理人员的科研热情。

5. 学术交流日益增多 1977年以来，中华护理学会和各地分会先后恢复学术活动，并且成立了学术委员会和各护理专科委员会。总会和分会分别组织护理学术交流，举办不同类型的专题学习班、研讨班等，开展形式多样的学术交流。1980年后，中华护理学会与国际的护理学术交流日益增多，通过交流互访、师资培训等与许多国家和地区建立了护理学术联系。1985年全国护理中心在北京成立，进一步取得了WHO对我国护理学科发展的支持，对中国现代护理学的研究和发展起到了推动作用。近年来，中华护理学会与各省市护理学会举办了多层次、多区域的国际护理学术会议，促进了不同国家、地区间的学术交流，缩短了我国与国外护理之间的差距，促进了护理质量的提升。

五、中国护理发展的展望

21世纪中国护理事业发展主要体现在以下方面：

（一）加强护理队伍建设，实现人力资源的合理配置

截至2019年底，全国注册护士数量为445万，每千人口注册护士数为3人，相比发达国家护士与人口比例仍相差甚远。因此，培养更多的合格护士是中国护理发展首先要做到的。我们需要采取有效措施持续增加注册护士数量，特别是基层医疗机构的护士数量，要根据功能定位、服务半径、床位规模、临床工作量等科学合理配置护士人力，满足临床工作需求。同时各级各类医院在达到国家规定的护士编制标准的基础上，要遵循以人为本、能级对应、结构合理、动态调整的原则，按照护理岗位的任务、所需业务技术水平、实际护理工作量等要素科学配置护士，加强对护士人力资源的科学管理。

（二）推进护理教育的改革与发展，加强护教协同工作

1. 护理教育高层次化　21世纪，中国护理教育应以国际护理教育发展为借鉴，发展多层次、多途径的护理教育体系。随着人们的健康需求日益增加，社会对护理人力资源的水平与教育层次也提出了更高的要求，护理教育的层次将从以中专为主逐步转向以大专和本科为主，护理学士、硕士、博士的人数将逐渐增加。

2. 加强护教协同工作，提高护理人才培养质量　以需求为导向，探索建立护理人才培养与行业需求紧密衔接的供需平衡机制，研究制订护教协同推进护理人才培养的机制。首先护理教育要调整课程设置，突出护理专业特点。在基础课程设置中，增加社会学、心理学、人际交流与沟通、法律等社会和人文科学方面知识的比重，在专业知识中，增加与护理工作密切相关的公共卫生知识、康复指导、保健等内容。其次在能力培养方面，注重分析评判性思维能力与解决问题能力、沟通与团队合作能力的培养。护理教育要以岗位胜任力为核心，逐步建立院校教育、毕业后教育和继续教育相互衔接的护理人才培养体系，全面提高护理人才培养质量，特别是培养过硬的临床护理实践能力。再次要注重创新精神培养，加强护理专业文化建设，同时注重吸收祖国医学遗产，建设出中西医结合有自身特色的护理理论与实践文化。

（三）树立"以人的健康为中心"的服务理念，提高护理服务质量

树立并且进一步深化"以人的健康为中心"的服务理念，继续深入推进优质护理服务，扩大优质护理服务覆盖面，改革护理服务模式，落实责任制整体护理，使护理服务面貌持续改善、护理专业内涵更加丰富，护士运用专业知识和技能为群众提供医学照顾、病情观察、健康指导、慢性病管理、康复促进、心理护理等服务，体现人文关怀，运用科学方法不断改进临床护理实践，不断提高护理质量，保障患者安全。

（四）拓展护理服务范围，护理实践专科化

1. 临床护理进一步向专科化方向发展　20世纪中叶以美国为代表的国际高级护理实践活动推动了我国护理专科化的研究与实践。美国等国家先后开展了开业护士、临床护理专家、高级护理咨询者、护理治疗专家等教育项目，近年来我国专科护理进入快速发展阶段，不断探索开业护士及其他高级护理角色的培养与使用。我国在临床急需、相对成熟的专科护理领域，如伤口造口、重症监护、血液透析、介入治疗领域逐步发展专

科护士队伍。同时建立专科护士管理制度，明确专科护士准入条件、培训要求、工作职责及服务范畴等，相应地加大专科护士培训力度，不断提高专科护理水平。

2. 加快发展社区护理 我国经济社会发展和老龄化进程加速对护理事业发展提出了新课题。随着我国经济社会的发展，人口老龄化加速、新型城镇化加速推进，供给侧结构性改革进一步释放了群众多层次、多样化的健康需求。护理服务于人的生老病死全过程，在满足群众身体、心理、社会的整体需求方面发挥着重要作用，尤其是社区护理在满足人民群众健康需求方面承担着重要职能。因此要大力加强社区护理队伍建设，增加社区护理人才配备，加强社区护士培训，使其在加快建设分级诊疗制度和推进家庭医生签约服务制度中，充分发挥作用，提高基层医疗卫生机构的护理服务能力，特别是健康管理、康复促进、老年护理、妇幼保健等方面的服务能力，提供符合社区人群健康服务要求的多样化护理服务。

3. 大力推进老年护理 我国在 1999 年进入老龄化社会，2018 年年末全国 65 岁以上老年人已经达到 1.67 亿，预计到 21 世纪中叶，老年人口比例将超过三分之一。老年人是人口中脆弱的群体，他们需要更多的保健与照顾，而护士则是照顾者和健康指导者。整个社会及卫生服务体系要积极应对人口老龄化，逐步建立以机构为支撑、社区为依托、居家为基础的老年护理服务体系。加强老年护理服务队伍建设，开展老年护理从业人员培训，发展医养结合模式，不断提高服务能力。健全完善老年护理相关服务指南和规范，为老年患者等人群提供健康管理、康复促进、长期护理等服务，为老年人提供治疗期住院、康复期护理、稳定期生活照料、安宁疗护一体化的健康养老服务。

（五）加强护理科学管理，提高标准化、信息化水平

随着人们健康观念的转变，护理管理的内涵及模式也发生了深刻的变化，护理管理的核心是通过护理质量的标准化建设、质量保证体系建设及培养高素质的护理人才来实现以优质护理服务满足大众的健康需求。应加强医院护理管理工作，推动护理管理体制的完善和机制创新，建设职责明确、权责统一、层级合理、管理到位、监管有力的护理管理体系。

1. 要重视护理质量标准化建设 质量标准包含护理工作的全部内容，是评价与考量护理质量管理的依据。要根据医学科学技术发展和临床诊疗工作需求，不断完善各项护理工作制度与流程、临床护理服务指南和各项护理操作技术规范，提高护理服务的专业性、规范性。

2. 建立健全护理质量保证体系，逐步实施医院护理岗位管理 护理质量保证体系建设是护理管理的重点，而管理中对人的激励是管理的重要组成部分。应完善并推进医院护理岗位管理制度，科学设置护理岗位，明确岗位职责和工作标准，合理配置人力，建立符合护理工作特点的护士分层管理制度。以临床护理服务能力和专业技术水平为主要指标，结合工作年限、职称和学历等进行合理分层，建立科学的护理绩效考核和薪酬分配制度，明确护理专业的职业发展路径，拓宽护士职业发展空间，激发护理人员活力。

3. 加强护理信息化建设 借助大数据、云计算、物联网和移动通信等信息技术，探索、创新、优化护理流程和护理服务形式，强化移动医疗设备等护理应用信息体系，提高护理服务效率和质量。同时，为实现护理质量持续改进及护理管理的科学化、精细化

等提供技术支撑，逐步实现护理资源共享，不同地区护理工作水平共同提高。

（六）加强护理领域的国际交流与合作，提高我国护理事业的国际地位

全方位、多层次、多渠道开展护理领域的国际合作交流，学习和借鉴先进的护理理念、实践经验、教育和管理模式，加强在护理人才培养、业务技术、管理和教育等方面的交流与合作，实现经验共享、互利共赢，促进我国护理事业的发展。

第 2 节　护理的概述

护理（nursing）一词源自拉丁文"nutricius"，含抚育、照顾、保护等意义。自19世纪中叶以来，护理的内涵和外延都发生了深刻的变化。

一、护理与护理学的概念

考点
护理学的
概念

护理的概念是随着护理学科的进步而不断发展的，其在不同的历史发展阶段都紧紧围绕着人们对人、环境、健康、护理的不同认识而展开并与时代背景、社会文化、经济与科技发展等密不可分。

1859年，护理学的创始人南丁格尔提出"护理是让患者处于一种免于疾病或能迅速从疾病中康复的环境"。南丁格尔认为一个清洁、通风良好和安静的环境是恢复健康的基本条件。

20世纪40年代后，随着科技的发展和生活水平的提高，人们对健康与疾病的认识发生了很大的变化，逐渐开始重视社会心理因素及生活方式对健康与疾病的影响。社会科学中许多有影响的理论和学说相继提出，如系统论、人的基本需要层次论、人与环境的相互关系学说等，促使人们重新认识护理的内涵。1966年，美国护理学家 Virginia Henderson 提出："护士的独特功能是帮助个体、患者或健康的人进行保持或恢复健康（或安宁死去）的活动，如果个体有必要的能力、意愿和知识则帮助他尽可能快地照顾自己。"1970年，美国护理学家 Martha Rogers 提出："护理是帮助人们达到最佳的健康潜能状态，护理所关心的是人，无论健康或生病、贫穷或富有、年轻或年老，只要有人的地方就有护理服务。"

1980年美国护士学会（American Nurses Association，ANA）将护理定义为：护理是诊断和处理人类对现存的或潜在的健康问题的反应。

2003年，ANA 又更新了护理的定义：护理是通过诊断和处理人类的反应来保护、促进、优化健康和能力，预防疾病和损伤，减轻痛苦，并为受照护的个体、家庭、社区及特定人群代言。这一定义进一步明确了护理的丰富内涵，突出了护理对全球卫生保健的重要作用。

20世纪后期，许多护理理论家进一步发展了护理的概念，都从各自不同角度诠释了护理的基本特征：科学性、人文性、专业性、服务性、艺术性及整体性。

中国著名护理学家林菊英认为："护理学是一门新兴的独立科学，护理理论逐渐自成体系，有其独立的学说与理论，有明确的为人民服务的思想"。

综合各专家所述：护理学是自然科学和社会科学相互渗透的一门独立的综合性应用学科。护理学以基础医学、临床医学、预防医学、康复医学以及与护理相关的社会、人

文科学理论为基础，形成其独特的理论体系，应用技术和护理艺术为人们生老病死这一系列生命现象的全过程提供全面的、系统的、整体的服务。

二、护理学的任务

随着社会的发展、科技的进步和人们生活水平的提高，人们对健康保健的需求不断增加，护理的任务也发生了深刻的变化。1978 年 WHO 指出："护士作为护理的专业工作者，其唯一的任务就是帮助患者恢复健康，帮助健康的人促进健康"。目前，护理学的任务概括为以下 4 个方面。

考点
护理学的
任务

（一）促进健康

促进健康是帮助个体、家庭和社区获取在维持或增进健康时所需要的知识及资源。这类护理实践活动包括教育人们对自己的健康负责，形成健康的生活方式，提供增进健康的信息如营养、锻炼、戒烟戒酒、预防物质成瘾等。促进健康的目标是帮助人们维持最佳健康水平或健康状态。

（二）预防疾病

预防疾病是在未感染疾病时，协助人们维持健康，并保护个体，预防疾病的发生。这类护理实践活动包括开展健康教育，增强免疫力，预防各种传染病及意外伤害，提供疾病自我监测的技术等。预防疾病的目标是通过预防疾病达到最佳的健康状态。

（三）恢复健康

恢复健康是护士的传统职责，帮助的是患病的人，并从疾病的早期一直持续到恢复期。这类护理实践活动包括为患者提供直接护理，进行护理评估，协助患者进行康复活动等。恢复健康的目标是帮助疾病康复期的患者达到最佳功能水平。

（四）减轻痛苦

这也是护士的基本职责，涉及各类疾病的患者和各年龄阶段的临终者的身心全面照护。这类实践活动包括帮助患者尽可能舒适地带病生活，并提供支持以帮助应对功能减退及丧失，给临终者提供安慰和照护等。

护理是为人类健康服务的实践活动，是将护理专业知识技能与人文关怀结合起来，运用科学的方法为护理对象提供综合的护理服务。护理学的最终目标是通过护理工作，维护和促进人类的健康，提高人的生命质量及整个人类社会的健康水平。

三、护理学的范畴

护理学属于生命科学范畴，它是随着护理实践的不断深入而发展的，包含理论和实践两大体系。

（一）理论范畴

1. **护理学的研究对象** 护理学的研究对象是随着护理学科的不断发展而变化的，是护理学科建设发展的基础。护理学的研究对象从研究单纯的生物人向整体人、社会人方向转化，其服务对象不仅包括患者，也包括健康人。

2. **护理专业知识体系与理论架构** 自 20 世纪 60 年代以来，护理理论与模式逐步建立。如奥瑞姆的自理理论、罗伊的适应模式、纽曼的保健系统模式等，这些理论用科学的方法描述和解释了护理现象，建立了护理理念与价值观，为临床护理、护理教育、护理管理等提供了依据。此外护理学与自然科学、人文及社会科学相互渗透,形成了许多新的交叉学科和分支学科,如护理心理学、护理美学、老年护理学等,更加丰富了护理理论体系,并在更大范围内促进了护理学科的发展。护理学作为一门独立的学科,目前已经形成了相对稳定的知识体系。

3. **护理学与社会发展的关系**　护理学研究护理学在社会中的地位、作用和价值,研究社会对护理学的影响、社会发展对护理学的要求等。如人口老龄化、慢性病增加使社区护理、家庭护理迅速发展,健康教育和人际沟通技巧等也成为护士的技能要求;同时信息化、物联网的快速发展又会促使护理工作模式发生极大的变化。

(二)实践范畴

1. **临床护理**　临床护理的对象是患者,其内容包括基础护理和专科护理。

(1)基础护理:各专科护理的基础。应用护理的基本理论、基本知识和基本技术,满足患者生理、心理、治疗和康复需求,满足患者的基本需要,如清洁护理、饮食护理、排泄护理、病情观察、用药护理等。

(2)专科护理:应用专科护理理论和技术为患者提供身心整体护理,如各专科患者的护理、急救护理、康复护理、老年护理等。

2. **社区护理**　社区护理是以社区人群为服务对象,对个人、家庭和社区提供预防保健、家庭护理、健康教育、预防接种、防疫灭菌等服务,为社区人群实施连续及动态的健康服务,提高社区人群的健康水平。

3. **护理教育**　护理教育是以护理学和教育学理论为基础,研究护理人才培养的规律、方法及模式,不断提高护理教育质量,适应护理学发展的需要。护理教育分基本护理教育、毕业后护理教育和继续护理教育。基本护理教育包括中专、大专、本科教育;毕业后护理教育包括研究生教育(硕士、博士)和岗位规范化培训;继续护理教育是对从事护理工作的在职人员提供以学习新理论、新知识、新技术、新方法为目的的终身在职教育。

4. **护理管理**　护理管理是运用管理学的基本理论和方法组织、实施护理工作,对护理工作的诸要素进行科学的计划、组织、人员管理、指导与控制等,为服务对象提供正确、及时、安全、有效、完善的护理服务。

5. **护理科研**　护理科研是运用科学方法系统地研究、认识与人有关的健康问题,探索解决健康问题的措施和方法,用研究成果指导护理实践,用护理实践验证护理理论,从而促进护理学的发展。

四、护理工作的方式

(一)个案护理

个案护理是一位患者的护理由一名护士完全承担,既适用于重症监护患者,也适用于临床教学。这种方式能全面掌握患者情况,但耗费人力。

(二)功能制护理

功能制护理是以疾病为中心的护理模式,以执行医嘱和常规的基础护理为主要内容,将工作任务进行岗位分工。这种方式分工明确,易于组织管理,节省人力。但护士的工作以完成工作任务为中心,较少考虑患者的心理、社会需求,较难掌握患者的全面情况,对患者缺乏责任感。

（三）小组护理

小组护理是将病区护士分组，每组护士分管一组患者。由一名有能力及经验的护士担任组长，负责制订护理计划，领导小组工作，小组成员共同为本组患者提供全部护理及治疗服务。此方法可以弥补功能制护理的不足，为患者提供连续性护理，同时也能发挥各级护士的作用。但护理质量受组长管理能力和经验的影响，患者没有一位固定的护士负责，护士的个人责任感下降。

（四）责任制护理

责任制护理是以患者为中心，从患者入院到出院，均由责任护士和辅助护士按护理程序对患者进行全面、系统和连续的整体护理。责任护士对患者实行 8 小时在班、24 小时负责的模式。护士长可根据责任护士的能力，分配 3～6 位患者。此方式适应了医学模式的转变。患者有固定的护士负责，能全面了解患者情况，但对责任护士的能力与水平要求高，责任护士工作压力大，24 小时负责过于理想化，难以实现，需要的护士人数较多。

（五）综合护理

综合护理是在责任制护理基础上改进的一种新的护理方式。它是通过有效地利用人力资源、恰当地选择并综合应用上述几种工作方式，为服务对象提供高效率、高质量、低消耗的护理服务。护理人员可以根据自身资源配置情况，采取符合自身特点的工作方式和流程。此方式能更好地主动调控过程，既考虑了成本效益，又为护士的个人发展提供了空间和机会，可为患者提供更优质的护理服务。

各医疗机构可根据自身工作特点和资源配备情况选择不同的护理工作方式，其区别在于护理服务的分工、排班和责任有所不同，但任何护理工作方式都应该以整体护理观念为指导，最终目标是促进患者康复，维持其最佳健康状态。

五、护理专业的特征与学术团体

（一）护理专业的特性

护理是一门助人的专业。专业的形成往往是从满足人的需要、为社会谋福利开始，从职业活动演变为专业活动的，在专业化的过程中形成自己科学的理论体系、完善的教育体系、独特的实践方式及一定的社会地位。护理专业化的过程艰辛而缓慢，从 20 世纪 50 年代开始，经过各国护理人员的努力，护理专业从服务、教育、科研及专业组织等方面不断发展和完善，护理逐渐从一门技术性的职业转变为一门专业。护理专业的特征表现主要有以下几个方面。

1. **以服务为目的，满足人类的健康需求** 护理专业人员应用所学的专业知识和技能为服务对象提供各种服务，保障服务对象的安全和健康，最大限度地满足服务对象的健康相关需求。

2. **有系统的理论基础** 护理学以自然科学、社会科学为理论基础，有自己的独特的护理理论和模式、支持性的理论等来指导护理实践。

3. **有完善的教育体系** 护理专业在发展中形成了规范的教育体系，有不同层次的教育形式。在中国已有中等专业、大学专科、大学本科、硕士及博士教育体制，并在逐步探索博士后教育。

4. 有良好的科研体系　国外护理专业的科研体系已经逐步建立并日趋完善；我国的护理科研体系也已经初具雏形，随着护理教育体制的完善，护理专业硕士和博士培养规模和水平的不断提高，我国科研水平也在不断地提高。

5. 有专业自主性　护理专业有自己的专业团体，有执业的伦理和法律要求规范，有执业资格考试和转正定职考试制度，并逐渐完善了护理质量标准及护理专业教学标准。

这些特征使护理专业能以一定的伦理和道德等专业规范来约束专业活动，依据标准来进行自我评价与同行监督，以维持高质量的人才培养标准与服务标准，提高专业的整体水平，争取专业的社会地位及工作自主权，为护理人员谋福利，促进护理专业更好地服务于人类健康。

链接　护理哲理

每个专业都有其特有的哲理，作为自己专业发展的动力。国际护士会把护理哲理定义为：哲理是可以指引一个人思考与行动的价值观与信念。护理哲理就是护理专业的价值观和专业信念，通过对人、健康、环境、护理四个概念的描述，表达护理专业人员对工作对象、环境因素、健康及护理工作的价值观和信念。护理哲理可以影响患者和护理人员之间的相互关系，指导护理专业在护理教育、护理实践、护理科研和护理管理方面的要求更符合社会发展的需要。

（二）护理专业学术团体

1. 国际护士会　国际护士会（International Council of Nurses，ICN）是各国护士学会的联盟，是独立的非政府性的组织。国际护士会 1899 年在英国伦敦成立（当时称"万国护士会"），现在总部设在日内瓦，创始人是芬威克，是世界上历史最久的医药卫生界的专业性国际组织，其宗旨是促进各国护士学会的发展和壮大，提高护士地位及护理水平，并为各会员团体提供一个媒介以表达其利益、需要及关心的问题。每 4 年举行一次国际大会。截至 2019 年国际护士会已有会员国 140 余个。

2. 中华护理学会（CNA）　1909 年，在江西牯岭成立"中国看护组织联合会"，1914 年改称"中国护士会"，1922 年加入国际护士会，使我国成为第 11 个会员国。1936 年改为中华护士学会，1952 年迁址北京，1964 年改为中华护理学会（CNA）。1928 年以前都是外籍护士担任会长，1928 年之后才由中国护士伍哲英担任会长，结束了近 20 年由外籍护士任会长的历史。1954 年 5 月学会创刊《护理杂志》，并在全国发行，1981 年更名为《中华护理杂志》并沿用至今。中华护理学会是学术性群众团体，受中国科学技术协会和国家卫生健康委员会（卫健委）双重领导。其宗旨是团结广大护理工作者，繁荣和发展中国护理事业，促进护理科学技术的普及、推广和进步，为保护人民健康服务。

案例 **1-2**

李某，男，48 岁，工人，因咳嗽咳痰伴胸痛 1 周入院。入院诊断：原发性支气管肺癌。小王担任其责任护士，经仔细阅读病历，初步了解情况后，来到病房与患者交谈。

小王和蔼的态度、得体的谈吐给患者留下了良好的第一印象。小王从交谈中了解到，李某的家庭很不幸，其妻1年前因车祸身亡，女儿刚从技校毕业，尚未就业，患者有吸烟嗜好，1天要抽两包烟。小王根据患者情况及时确定了护理目标，制订了周密的护理计划，并得到了患者及其女儿的配合。手术很成功，患者出院时，小王又向患者详细交代了出院后的注意事项，患者表示一定遵守，并对小王的护理服务表达了谢意。

问题： 1. 结合该案例阐述护士小王具备了哪些良好的护士素质？

2. 护士的专业技能素质包括哪些内容？

第3节 护士的素质

护理工作的对象是人，人不仅有生物属性，还有心理、社会文化等不同方面的社会属性，这正是护理工作的艺术与精髓所在。随着护士的角色和功能范围的不断拓展，对护士素质的要求越来越高。良好的护士素质既有助于为服务对象提供高质量的护理服务，也有助于护士维护自己的身心健康。

一、素质的概念

素质是心理学上的一个专门术语，指人的一种比较稳定的心理特征，可分为先天和后天两个方面。先天素质是指人的自然性的一面，指人的机体与生俱来的某些特点和原有基础，如先天形成的形态结构、感觉器官和神经系统等，特别是大脑结构和功能上的一系列特点。后天素质是指人的社会性的一面，是指通过不断地培养、教育、自我修养、自我磨练而获得的一系列知识技能、行为习惯、文化涵养、品质特点的综合。

素质不仅是人的一种心理特征，也是人特有的实力体现。素质高的人能成功地应对现代社会的各种激烈竞争，并在不断变化的环境中进行有价值的创新和获得自我实现的目标。提高护士素质，有利于护理人才的成长、护理质量的提高和护理学科的发展。

二、护士应具备的基本素质

护士素质是在一般素质基础上，结合护理专业特性，对护理工作者提出的特殊职业要求。它不仅体现在仪表、风度、言谈举止等外在形象上，更体现在护士的道德品质、业务能力等内在的素养上。具备良好的思想品德素质、科学文化素质、专业技能素质及身心素质是护士从事护理工作的基本条件。

（一）思想品德素质

思想品德是指人品、德行及正确的人生观、价值观，是做好护理工作的前提和基础。护理是健康所系、性命相托的职业，因此从事护理工作的人，首先应具有良好的思想品德素质，以促进和恢复人类健康为己任。

1. **政治思想素质** 热爱祖国、热爱人民、热爱护理事业，具有为人类健康服务的奉献精神。具有正确的人生观、价值观，能做到自尊、自爱、自立、自强；具有正视现实、面向未来的眼光，坚信护理事业是人类崇高的事业，热爱患者，忠于职守，全心全意为人民服务，为护理事业的发展做出自己的贡献。

2. **职业道德素质**　护理职业道德的核心是救死扶伤和人道主义，其也是护理工作职业性质的具体体现。应具有高尚的情操，崇高的护理道德，诚实的品格，严谨的工作作风；具有高度的责任心、同情心和爱心；以服务对象的利益为重，尊重患者的人格、尊严和权利；善于理解、慎言守密；忠于职守、廉洁奉公；不畏风险，全心全意为人民的健康服务。

3. **慎独修养**　慎独是指一个人独立工作时也能谨慎不苟，为重要的医德修养之一，是护士必备的美德。护理工作常在患者及家属不知情或患者意识不清时独自进行，如单独值夜班、无菌操作、昏迷患者护理等无人监督情况下的工作，最能体现一个人的素质和道德水平。护士的慎独修养是以诚实的品格及强烈的责任心为基础的，而诚实的品格及慎独修养正是护士高尚的思想情操的具体表现。

链 接　慎独

慎独是儒家的一个重要概念。慎独是"谓在独处无人注意时，自己的行为也要谨慎不苟。"即不论何时何地，或明或暗，或在人群，或单身独处，都要小心谨慎，不可在思想或言行上稍微离"道"。"道"是衡量好坏、对错的标准。

4. **法律意识**　护理工作中存在许多潜在的法律问题。护理对象接受护理服务与护士从事护理活动都受到法律的保护。作为护士必须了解与护理工作密切相关的卫生法律法规，树立患者利益至上的理念，尊重患者的权利，同时明确自己在护理工作中应该享有的权利与应承担的义务，明确职责范围，做事认真负责，敢于承担责任，在工作中具有法律意识。

（二）科学文化素质

为适应社会和护理学科的发展，护士必须在具备一定科学文化知识和人文修养的基础上，才能培养良好的专业技能素质。

1. **基础文化知识**　我国护理界前辈钟茂芳女士把 nurse 译为护士，取"学而优则仕"之意，即护士是具有学识之人。护士良好的科学文化素质，必须建立在科学的知识结构基础上，掌握相关的数学、物理、化学、英语、生物学等基础文化知识，可为进一步学习和理解医学、护理学理论打下良好的基础。

2. **人文社会科学知识与人文关怀理念**　医学与护理模式的转变已将护理学的定位从纯医学范畴转变到自然科学与社会科学相结合的领域。与传统护理实践相比，现代护理学的最大特点之一就是在护理工作中，更加尊重人、尊重生命、尊重人的需要。护士通过学习心理学、伦理学、哲学、美学、社会学、法学、统计学、教育学等，不断拓宽自身的知识视野，培养人文关怀的理念，正确认识人的价值与生命的意义，理解不同护理对象的文化、信仰及其心理感受，才能更好地把握其社会属性与心理特点，融洽人际关系，实行以人为中心的整体护理，最大限度地满足护理对象的个性化健康需求。

3. **信息素养**　信息素养是全球信息化需要人们具备的基本能力，是一种对信息社会的适应能力。信息社会在改变生活模式、管理模式的同时，也在改变医学护理的思维与发展模式，对临床护理实践产生了巨大的影响。信息技术贯穿于健康管理全过程，从院前服务、院中护理到院后康复保健，从医院到社区都离不开信息技术的支持，这也对护理人员的信息素养提出了更高的要求。护理人员必须能够判断什么时候需要信息，并且懂得如何去获取信息，能够科学地评价和有效利用所需的信息。

（三）专业技能素质

1. 扎实的专业理论知识 护士的专业知识是护士胜任护理工作的基础。护士应掌握坚实的基础医学、临床医学与预防医学的基本理论知识，掌握基础护理和专科护理的理论知识及技能，才能为护理对象提供良好的健康服务。

2. 较强的临床实践能力

（1）规范的实践操作能力：护理操作通常直接或间接作用于人体，是临床护理工作中非常重要的组成部分。护士应具备规范、精准、娴熟的护理技能，以顺利完成日常护理技术性工作，满足患者需要，而且可以降低护理风险，为患者提供安全的护理服务。

（2）敏锐的洞察能力：护士的重要职责之一是收集患者多方面的资料，了解疾病的发生、发展及转归。护士在临床护理观察中真正起到"侦察兵"的作用，关键要有敏锐的洞察力。"敏锐"指感觉灵敏，能对外界事物迅速作出反应。护理实践中，患者的病情及心理状况复杂多变，某些身体、心理的细微变化恰是很多严重疾病的先兆。护士具备敏锐的洞察能力，才能获取全面而准确的患者资料，及时发现患者的身心变化，预测及判断患者的需要，协助诊断及治疗，评价护理的效果。

（3）分析、解决问题的能力：护理学是一门综合性、应用性很强的学科，护士在护理工作中要具备较强的综合分析问题和解决问题的能力，才能当机立断作出决策，及时采取措施解决护理对象现存的或潜在的健康问题。

（4）机智灵活的应变能力：护理服务的对象是人，而人的心理活动与个性特征是千差万别的，同样的护理方法、护理语言与态度不一定适合所有的患者。因此，护士在工作中应做到灵活机智、应变力强，在紧急多变的情况下，能机智灵活地应用准确的知识、技能完成复杂的护理操作，以最大限度地满足患者的需求。

（5）独立学习和创新的能力：独立学习的能力是现代人提升自身素质的重要能力。随着护理事业的不断发展进步，护士应不断关注新理论、新技术、新动态，及时更新理念、完善知识结构，储备更多的知识，树立终身学习理念。同时要善于发现工作中的问题，运用创造性思维加以解决，力求有所创新。

（6）评判性思维能力：评判性思维是一种理性思维，是反思和推理的过程。由于护理对象各异，护理环境复杂，护士必须综合运用所掌握的知识，对复杂临床现象进行独立思考、合理质疑，对临床问题进行评判性评估、分析、综合、推理、判断，才能作出更好的决策，正确、有效地解决所面临的各种问题。随着护理学科的发展，护士要不断开阔视野，培养广博的兴趣，运用足够的知识储备，认真思考，养成独特、良好的思维习惯，不断提高评判性思维能力。

（四）心理素质

由于护理工作环境的复杂性，护理服务对象的需求不断提高，护士既要应对复杂环境下的护理工作，又要维护个人的身心健康，承受着较大的心理压力。因此，护士应具备良好的心理素质。

1. 良好的专业态度　良好的专业态度决定护理服务的质量与个人职业生涯的成长和发展。护士应认同并热爱护理专业，有稳定的职业心态，有一定的职业荣誉感，才能做好护理工作。

2. 稳定的情绪与积极的情感　护士在工作中需要保持稳定的情绪，能控制自己的情绪，遇事沉着冷静，自我控制力强。护士应以乐观、开朗的性格，宽容豁达的气度对待服务对象，以稳定的情绪、积极的情感投入到护理工作中，为患者提供热情、细心、周到的护理服务。

3. 坚强的意志力　护理工作是一项复杂而具体的工作，可能遇到各方面的问题、困难或挫折等，需要护士具备坚强的个人意志力，排除干扰，做好本职工作。

4. 良好的沟通交流能力与团队合作能力　护士应训练提高自己的沟通交流能力，提高人际交往的质量，建立良好的人际关系。患者的康复不是一个人能完成的工作，需要护理、医疗、医技及后勤服务等多个部门的参与，护理人员应在充分沟通的基础上，发扬团队合作精神，共同为患者的康复而努力。

5. 自我反省与完善能力　护士应随时了解自身的优势与缺点，不断优化自身的心理素质。

（五）身体素质

身体素质是人体在运动、工作与生活中所表现出来的力量、速度、耐力、灵敏度及柔韧性等能力。护士特定的工作环境及工作特点，决定了护士的身体素质必须达到体质健康、耐受力强、反应敏捷、精力充沛。护士在平时的工作、生活中要注意休息，增进营养，锻炼身体，保持良好的身体素质。

良好的护士素质是从事护理工作的基本条件，但良好素质不是一朝一夕就能形成的，要靠长期教育、培养逐步形成。因此要将护士素质教育贯穿于护理教育的全过程，使每位护生明确护士素质的内容和目标，积极学习实践，在日常生活学习中重视点滴教育，养成良好的习惯。在护理工作中不断学习、加强修养、自我完善，努力使自己成为一名高素质的合格护士，以更好地服务于社会。

考点
护士的慎独修养、护士的专业技能素质、护士的心理素质

自测题

A₁ 型题

1. 南丁格尔首创的科学的护理事业发生于
   A. 16 世纪中叶　　　B. 17 世纪中叶
   C. 18 世纪中叶　　　D. 19 世纪中叶
   E. 20 世纪中叶

2. 中世纪的护理工作主要局限于
   A. 生活照顾　　　B. 疾病治疗
   C. 心理护理　　　D. 健康咨询
   E. 保健指导

3. 现代护理发展经历了

A. 以疾病为中心、以患者为中心、以人的健康为中心的阶段

B. 以患者为中心、以疾病为中心、以人的健康为中心的阶段

C. 以患者为中心、以人的健康为中心、以疾病为中心的阶段

D. 以人的健康为中心、以疾病为中心、以患者为中心的阶段

E. 以人的健康为中心、以患者为中心、以疾病为中心的阶段

4. 确立了人是一个整体概念是在
   A. 以疾病为中心的护理阶段
   B. 以患者为中心的护理阶段
   C. 以人的健康为中心的护理阶段
   D. 文艺复兴时期
   E. 宗教改革时期

5. 护理学的理论范畴不包括
   A. 社会学　　　B. 心理学　　　C. 伦理学
   D. 美学　　　　E. 生物信息学

6. 护理学是与社会科学、自然科学相互渗透的一门
   A. 从事患者生活护理的科学
   B. 从属于医疗的辅助科学
   C. 综合性的应用科学
   D. 实施诊疗技术的科学
   E. 以操作为主的专门科学

7. 世界上第一所正式护士学校创建于
   A. 1860 年，英国　　　B. 1888 年，伦敦

C. 1809 年，英国　　　D. 1860 年，德国
E. 1890 年，圣多马

8. 世界卫生组织的战略目标是 2000 年
   A. 人人享有健康
   B. 人人享有公费医疗
   C. 人人享有卫生保健
   D. 人人享有更好的营养
   E. 护理的任务是防治疾病

9. 护士需要帮助人群解决与健康相关的问题，以下哪一项不确切
   A. 减轻痛苦　　　B. 维持健康
   C. 保护人类　　　D. 促进健康
   E. 护理目标是满足患者生理需要

10. 素质在心理学上是指人的一种较稳定的
    A. 心理特征　　　B. 文化修养
    C. 心理涵养　　　D. 行为举止
    E. 品质特点

（侯玉华）

第2章

健康与疾病

张某，男，49岁，因近1个月来多尿、多饮、体重下降来医院就诊，诊断为"2型糖尿病"。空腹血糖8.2mmol/L，身高170cm，体重90kg。张某有糖尿病家族史，在管理部门工作，平日喜欢甜食、动物性脂肪多的饮食，近日睡眠不规律、烦躁易怒，不爱运动，爱吸烟、喝酒，家庭关系融洽，经济状况较好。

问题： 1. 患者出现了哪些健康问题？

2. 影响他健康的因素有哪些？

第1节 健 康

健康是人类的基本要求和权利，是护理学的四个基本概念之一。护理人员只有对健康的概念和问题进行深入了解，才能更好地完成促进健康的神圣职责。

一、健康的概念

健康（health）是一个复杂、多维、综合性且不断变化的概念，其意义相当广泛，且涵盖不同的层面。不同的人受个人年龄、受教育程度、生理状态、自我照顾能力、社会阶层、风俗习惯、价值观等因素的影响，对健康的理解也不尽相同。健康的演进过程大致如下：

（一）古代健康观

由于古代生产力水平低下，科学技术和医学均十分落后，人们对健康的判断凭直观感觉，且带有一定的主观猜测性。

1. **西方国家** 古希腊哲学家毕达哥拉斯及恩培多克勒认为，水、火、气、土四元素平衡即为健康。医学之父希波克拉底提出"体液学说"，认为人体由血液、黏液、黄胆和黑胆四种体液组成，这四种体液的不同配合使人们有不同的体质，如多血质、黏液质、胆汁质、黑胆质。

2. **中国** 阴阳学说。我国古代哲学家认为健康就是人体阴阳的协调平衡。任何事物均可以用阴阳来划分，凡是运动着的、外向的、上升的、温热的、明亮的都属于阳；相对静止的、内守的、下降的、寒冷的、晦暗的都属于阴。各种因素如"七情"（喜、怒、忧、思、悲、恐、惊）和"六淫"（风、寒、暑、湿、燥、火）作用于机体时，容易导致机体阴阳失调，引起疾病。

（二）近代健康观

近代健康观随着医学的发展而不断地完善和进步。

1. **健康就是没有疾病** 这是对健康的最一般的认识。实际上,这是健康的消极定义,因为它没有真正回答健康的实质,也没有说明健康的特征,而是将健康和疾病视为"非此即彼"的关系。显然,这对于人们认识健康、研究健康、谋求健康都是没有实际意义的。更重要的是,在健康与疾病之间存在着各种普遍的过渡状态。这种状态常常是没有疾病,也非健康。例如,癌症患者在其成为患者之前,一种临界性癌细胞已经很早就在体内出现了,这样的人,虽然表面上很健康,但他实际上已经不健康了。从健康到疾病是一个由量变到质变的过程,某些没有疾病的人不一定健康,而某些表面上健康的人也未必没有疾病。

2. **健康是人们身体感到舒适** 这是一种关于健康较为古老的定义,也是一种从功利主义角度来认识健康的观点。当然,健康的身体会给人带来舒适,与不健康身体的生活相比,拥有健康身体的生活更为舒适和愉快。但是,健康并不等同于舒适。例如,使用某些药物(如吗啡)后,能给身体带来暂时的舒适,但成瘾后则从根本上破坏了健康。因此,护理服务应以保护生命、维持健康为目标,而不能以满足患者的舒适为出发点而忽视了根本的健康利益。显然,这个健康概念是经不起推敲的。

3. **健康是人体正常的功能活动** 这个定义虽然也比较古老,但它抓住了健康的重要特征,使人们对健康的认识前进了一步。功能是生物学的概念,人们正是通过其各种功能的发挥,以达到与环境的和谐或平衡,使之能够生存。实际上,"健康是人体正常的功能活动"是从本体结构论的立场出发的,人体各部位功能如何,当然在很大程度上反映了人体健康的程度,但这一定义却忽视了人体精神心理的作用与影响。例如,一个身体各部分的功能正常但精神心理崩溃的人,不能认为他是健康的;某些精神病患者,其身体各部分的功能可能是正常的,但也难说他是健康的。此外,各部分功能正常而整体不正常,或整体正常而某一局部功能不正常的情况也是存在的。因此,依据人体功能活动正常与否来界定健康也是不尽可靠的。

4. **健康是人体正常的生理、心理活动** 与上一个健康定义相比,此定义的优点是它增加了人的精神、心理层面。此健康观认为人的健康不仅只是躯体的健康,也应包括人的心理健康。换句话说,一个心理不健康的人,即使他的躯体健康,那他也不是一个健康的人。很显然,这个健康定义比前者又进了一步,但它仍欠全面,没有把健康置入人类生活的广阔背景中,忽视了人的社会适应性。

(三)现代健康观

现代健康观使单一的生物医学模式演变为生物–心理–社会医学模式,摆脱了人们对健康的片面认识,最终形成了四维健康观:躯体健康、心理健康、社会适应能力良好和道德健康。

1. 1948 年,WHO 将健康定义为"健康不但是没有疾病和身体缺陷,还要有完整的生理、心理状态和良好的社会适应能力"。WHO 是从社会学角度给健康下定义的,这个定义从现代医学模式出发,既考虑了人的自然属性,又兼顾了人的社会属性,把人看成既是生物的人,又是心理的人、社会的人。就人的个体而言,躯体健康是生理基础,心理健康是促进躯体健康的必要条件,而良好的社会适应性则是可以有效地调整和平衡人与自然、社会环境之间复杂多变的关系,使人处于最为理想的健康状态。

2. 1978 年，WHO 又在《阿拉木图宣言》中重申"健康不仅是疾病与体弱的匿迹，而且是身心健康和社会幸福的完美状态"，再次提出"健康是基本人权，达到尽可能的健康水平是世界范围内的一项重要的社会性目标"。这个健康定义不仅是对医学而言，而是世界上每一个国家、每一个社会都应努力为之奋斗的目标，每一个国家、每一个社会都应奋力，使每个人处于身体上、精神上和社会上的安宁状态。

3. 1989 年，WHO 又一次深化了健康的概念，将健康概括为躯体健康、心理健康、社会适应能力良好和道德健康四个方面。"道德健康"强调从社会公共道德出发，维护人类的健康，要求生活在社会中的每一个人不仅要为自己的健康承担责任，而且也要对于他人的群体健康遵守社会公德。可见，WHO 的健康定义把健康的内涵扩展到了一个新的认识境界，对健康认识的深化起到了积极的指导作用。

考点
WHO 的四维健康观

链　接　亚健康

亚健康是一种临界状态。处于亚健康状态的人，虽没有明确的疾病，但出现精神活力和适应能力的下降，若这种状态不能得到及时纠正，则非常容易引起心身疾病。亚健康即指非病非健康状态，是一类次等健康状态，介于健康与疾病之间，故又称"次健康"、"第三状态"。根据其临床表现可分为 3 类：①以疲劳，或睡眠紊乱，或疼痛等躯体症状表现为主；②以抑郁寡欢，或焦躁不安、急躁易怒，或恐惧胆怯，或短期记忆力下降、注意力不能集中等精神心理症状表现为主；③以人际交往频率减低，或人际关系紧张等社会适应能力下降表现为主。上述 3 条中的任何一条持续发作 3 个月以上，并且经系统检查排除可能导致上述表现的疾病者，可分别被判断为处于躯体亚健康、心理亚健康、社会交往亚健康状态。

二、影响健康的因素

人类的健康受各种因素的影响，概括起来，影响健康的主要因素有以下四种：生物因素、环境因素、行为与生活方式、心理因素。这些因素之间相互联系，共同影响着人类的健康。想要提高人们的健康水平就应该全面、系统、科学地分析这些因素的综合影响，认识健康的整体性，人的健康与自然、社会环境等是统一的。

（一）生物因素

生物因素是影响人类健康的主要因素。包括生物性致病因素和遗传因素。

1. 生物性致病因素　病原微生物可引起传染病、寄生虫病和感染性疾病。20 世纪中期以前，人类疾病、死亡的重要病因之一就是病原微生物导致的各种感染性疾病。目前尽管现代医学已经找到了控制此类疾病的方法，如接种疫苗、使用抗生素治疗等，然而新的传染病也在威胁着人类健康，甚至有些国家和地区还相当严重。另外，艾滋病、结核病、淋巴腺鼠疫和黄热病等新出现的和卷土重来的传染病对人类健康的威胁正在上升。

2. 遗传因素　生物遗传因素可导致人体发育畸形、代谢障碍、内分泌失调和免疫功能异常。遗传因素不仅影响着人的生物学特征，也影响着人类的健康。目前，已知人类遗传病有 3000 多种，某些疾病有较大的家族遗传倾向，如肿瘤、心血管疾病、糖尿病、精神病等。大量的事实证明，遗传因素对人类健康有着不可低估的威胁，因此，应大力提倡预防为主的方针，鼓励适龄婚配、避免近亲结婚是提高整个民族素质、提高生活质量和获得健康美好生活的基本有效措施。

（二）环境因素

环境是人类赖以生存和发展的社会和物质条件的总和。环境因素包括物理环境和社会环境。

1. 物理环境　在影响健康的物质环境因素中，按照物质的性质可包括①生物因素：外界环境中的各种生物因子，包括寄生虫、支原体、真菌、细菌、病毒等。②化学因素：生活和职业环境中的各种有机和无机化学物质，如农药、苯、铅、汞、二氧化硅粉尘、二氧化硫等。③物理因素：气温、湿度、气流、气压等气象条件，噪声和振动，电磁辐射和电离辐射等。④建筑环境：如住房、工作场所的安全，社区和道路的设计、绿化等。

生物、化学和物理因素往往以空气、水、土壤和食物为载体，并通过呼吸道吸入、消化道消化吸收、皮肤渗入和被咬伤而进入人体；而建筑环境则通过影响人的行为来影响健康。生物、化学和物理因素的来源一般包括自然环境中的各类物质，工业生产的有害物质，在农业耕种等条件下产生的各种有害因素，接触的地点可发生在家庭、学校、工作场所、社区等任何场所。

（1）生活环境产生的有害物质：使用生活炉灶产生的有害物质有一氧化碳、二氧化硫、二氧化氮、醛类、多环芳烃等。烹调油烟是室内污染的重要来源之一，它是一组混合性污染物，有 200 余种成分，烹调油烟冷凝物具有致突变性，是发生肺癌的危险因素。吸烟更是室内重要有害物质的来源，其产生的烟草烟雾中含有 4000 多种化学物质，如一氧化碳、甲醛、乙醇、甲烷、甲苯、铅、铝、锌、镁等，其中多种物质具有致癌性，无论是长期主动吸烟还是被动吸烟，都是造成肺癌、心血管疾病、慢性呼吸系统疾病等的重要原因。生活污水如洗衣粉使用、人畜粪便的排放等是水中有害物质的主要来源。

（2）职业环境产生的有害物质：在工业生产过程中，由原料到生产产品的各个环节都可能形成和排出污染物。污染物的种类与生产的性质和工艺过程有关。例如，煤矿开采等产生粉尘，蓄电池厂产生铅烟、铅尘，炼铝厂排放出氟化氢，温度计厂排出汞蒸气等。工业生产中燃料如煤炭和石油的燃烧是最重要的大气污染来源。工业生产排放的废水、固体废弃物等污染水和土壤。

（3）交通运输产生的有害物质：目前交通运输工具多使用汽油、柴油等液体燃料，其燃烧后能产生大量氮氧化物、一氧化碳、多环芳烃、醛类等有害物质。

2. 社会环境　社会环境包括政治、经济、文化、教育、风俗习惯、职业、社交、婚姻、家庭及福利等多个方面。与健康有关的社会环境包括以下几个方面。

（1）社会政治制度：社会制度是在一定历史条件下形成的社会关系和社会活动的规范体系；社会政策是社会公共权威在一定的历史时期为达到一定目标而制定的行动方案和行为依据，它也是一定社会生活的行为准则和行为依据。社会制度与政策可通过不同的分配和福利制度、经济的发展模式、对卫生资源配置的影响以及影响人们的行为健康和选择等途径来影响人们的健康。

（2）社会经济因素：收入和社会地位是重要的健康影响因素。健康状态每一步的改进都与经济收入和社会地位的提高有关。不同经济水平的人群，其健康状况和所患的疾病不尽相同。例如，在发达国家和地区，人群的主要死亡原因是癌症和心脑血管疾病，而在多数发展中国家和地区则是传染病和呼吸系统疾病。

（3）社会文化因素：包括人们的文化素质、受教育程度、家庭和邻里的影响，也包括文化娱乐场所、新闻、出版、影视、风俗习惯和宗教信仰以及各种社会潮流等，它通过潜移默化的作用影响着人们的健康。

（4）医疗卫生服务体系：医疗卫生服务系统的主要工作是向个人和社会提供范围广泛的促进健康、预防疾病的医疗与康复服务，保护与改善居民的健康水平。社会应有良好的医疗服务和卫生保障系统，有必需的药物供应，有健全的疫苗供应与冷链系统，有充足的医疗卫生人员提供良好服务。医疗卫生服务体系中若存在不利于健康的因素，如医疗资源布局不合理、初级卫生保健系统不完善、人力资源配置悬殊、重治疗轻预防的观念等，都会直接损害人的健康。

（三）行为与生活方式

行为与生活方式是健康影响因素中最深远、最能被控制的因素，是指人们长期受一定文化、民族、经济、社会、风俗、规范，特别是受家庭影响而形成的一系列生活习惯、生活制度和生活意识，这些都会影响个人的健康状态。例如，超速驾驶、骑摩托车不戴安全帽、不遵守交通规则等行为，易造成车祸伤亡等；不良的饮食习惯、吸烟、酗酒、吸毒、药物依赖，体育锻炼和体力活动过少、生活工作紧张、娱乐活动安排不当、家庭结构异常等，都可能导致诸如营养不良、过度肥胖、自杀、高血压、心肌梗死、消化性溃疡等疾病。

（四）心理因素

心理因素主要是通过对情绪和情感发挥作用而影响人的健康。人的心理活动是在生理活动的基础上产生的，反之，人的情绪和情感通过对神经系统的影响而对人体组织器官的生理、生化功能产生影响。情绪对健康的影响分正反两个方面：积极的情绪可以增进健康、延缓衰老，消极的情绪可以损害健康、导致疾病，即心理因素既可以致病，也可以治病。不良的心理活动使人体对躯体疾病都有较高的易感性。例如，焦虑、恐惧、忧郁、怨恨等情绪因素可以引起人体各系统的功能失调，从而导致失眠、心动过速、血压升高、食欲下降和月经失调等症状，并在许多疾病的发生、发展和转归上起重要作用。

链 接　健康生态学模型

健康决定因素是如何作用于人体来影响健康的？有许多学说对此进行解释，但目前公认的是健康生态学模型，如图 2-1 所示。健康生态学模型强调个体和人群健康是个体因素、卫生服务、物质与社会环境因素相互依赖和相互作用的结果，且这些因素间也相互依赖和相互制约，以多层面的交互作用来影响着个体和群体的健康。作为一种思维方式，它是总结和指导预防医学和公共卫生实践的重要理论模型。

三、促进健康及提高生存质量的护理活动

（一）生存质量的概念

随着社会进步和医学的发展，烈性传染病得到了有效地控制，同时随着人均寿命延长、人口老龄化，疾病的构成也发生了很大的变化，以往的健康测量指标已不能适应这种现况。同时，随着医学模式的转变，人们的生活水平和知识水平的提高，健康意识也在不断深化，对健康的本质也有了更进一步的认识。例如，对于恶性肿

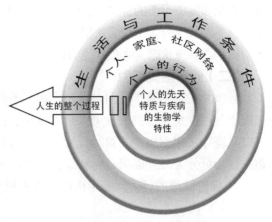

图 2-1　健康生态学模型

瘤等严重威胁人类生命健康，目前现代医学又不能彻底治愈的疾病，许多人宁愿选择高质量的短暂生命，也不愿意长期极端痛苦地活着。因此，人们开始寻求新的健康测量指标，生存质量（quality of life，QOL）正是在这种客观健康水平提高和主观健康观念更新的背景下应运而生的一套评价健康水平的指标体系。

生存质量，亦称生活质量或生命质量，最初是一个社会学概念，在 20 世纪 50 年代由美国经济学家加尔布雷思（Galbraith）在其著作《富裕社会》一书中首先提出。后来，美国著名经济学家罗斯托（Rostow）在《经济增长的阶段》一书中也将"追求生存质量的阶段"作为划分的经济增长的一个阶段。社会学意义上 QOL 的研究主要在宏观和微观两个层面上进行。宏观层面指研究人口群体的生存质量，如世界、国家、地区人口的生存质量；微观层次指研究个体、家庭人口的 QOL。医学领域中，把 QOL 理论和医学实践结合起来，形成与健康相关的生存质量，它不仅能充分体现积极的健康观，而且能更全面地反映人们的健康状况。以下是 QOL 几个具有代表性的定义。

1. **沃尔特（Walker）**　生存质量是一个包括生理、心理特征及其受限程度的广泛的概念，它描述个人执行功能并从中获得满足的能力。

2. **湃忒克（Patrick）**　提出了与健康有关的生存质量的概念，认为它是指在疾病、意外损伤及医疗干预的影响下，与个人生命条件、事件相联系的健康状态和主观满意度。

3. **莱文（Levi）**　生存质量是对个人或群体所感受到的身体、心理、社会各方面良好的适应状态的一种综合测量，而测得的结果用幸福感、满意感或满足感等来表示。

4. **凯茨（Katz）**　生存质量是完成日常工作、参与社会活动和追求个人爱好的能力，是患者对生活环境的满意程度和对生活的全面评价，包括认知、情感和行为方面。

尽管不同的人对生存质量有不同的认识，但有两点基本上得到了公认：①生存质量是一个多维度的概念，包括生理、心理、社会健康状况、主观满意度、疾病或与治疗有关的症状的广泛领域，每一个领域又可以进一步针对研究问题和被研究的特殊人群再分为更详尽的组成部分；②大多数研究者认为 QOL 测量必须包括主观健康指标。主观健康也可称为自我评价的健康，是健康测量和生存质量评价中广泛应用的指标。

1993 年 WHO 在日内瓦召开的生存质量研讨会上明确指出"生存质量是指个体在其所

处的文化和风俗习惯的背景下，由生存的标准、理想、追求的目标所决定的对其目前社会地位及生存状况的认识和满意程度"。WHO还建议生存质量的测定应包括六个方面：①身体功能；②心理状态；③独立能力；④社会关系；⑤生活环境；⑥宗教信仰与精神寄托。

（二）健康相关行为

健康相关行为是指任何与预防疾病、增进健康、维护健康及恢复健康相关的行动。这类行为可以是自愿的，也可以是不自愿的；可以是直接以健康为目的的主动行为，也可以是遵守法律或规定的被动行为。按行为对行为者自身和他人健康状况的影响，健康相关行为可分为促进健康行为和危害健康行为两大类。

1. **促进健康的行为** 是个体或群体表现出的、客观上有利于自身和他人健康的一组行为。

（1）日常健康行为：如合理的营养、平衡膳食、适量的睡眠、积极锻炼等。

（2）保健行为：如定期体检、预防接种等合理应用医疗保健服务，以维持自身健康的行为。

（3）避免有害环境行为：有害环境包括有害的自然环境（如空气污染）和有害的生活环境（如紧张的生活环境）。避免有害环境的行为包括调适、主动回避、积极应付等。

（4）戒除不良嗜好行为：如戒烟、不酗酒、不滥用药物等。

（5）预警行为：通常指预防事故发生和一旦发生事故后如何正确处理的行为，如乘飞机、乘汽车系安全带，发生车祸后的自救和他救等。

（6）求医行为：指人觉察到自己患有某种疾病时，寻求科学可靠的医疗帮助的行为，如主动求医、真实提供病史和症状等。

（7）遵医行为：在确认患病后，积极配合医疗和护理的行为。

（8）患者角色行为：有病后及时解除原有的角色职责，而接受医疗和社会服务，在身体条件允许的情况下充分发挥主观能动性。伤病致残后，积极康复，以正确的人生价值观和归属感对待病残和死亡。

2. **危害健康的行为**

（1）不良生活方式与习惯：生活方式是指一系列日常活动的行为表现形式。不良生活方式则是一组习以为常的、对健康有害的行为习惯，如吸烟、酗酒、缺乏运动、高脂饮食等。

（2）致病行为模式：导致特异性疾病发生的行为模式。例如，A型行为模式：一种与冠心病密切相关的行为模式，其特征表现为雄心勃勃，争强好胜，富有竞争性和进取心；一般对工作十分投入，工作节奏快，有时间紧迫感；警觉性和敌对意识较强，对挑战往往主动出击，而一旦受挫就容易恼怒；冠心病的发生率、复发率和病死率高。C型行为模式：与肿瘤发生有关的行为模式，核心行为表现是情绪过分压抑和自我克制，爱生闷气；宫颈癌、胃癌、结肠癌、肝癌、恶性黑色素瘤的发病率高于其他人。

（3）不良疾病行为：疾病行为指个体从感知到自身患病，到身体康复全过程表现出来的一系列行为。不良疾病行为可发生在上述过程的任何阶段。

（4）违反社会法律、道德的危害健康行为：例如，吸毒行为既直接危害身体健康，又严重影响社会秩序。

（三）提高生存质量的护理活动

随着生活水平的提高，人们不仅重视生命的延续，更重视生活的质量。因此，护理人员的任务也不仅仅是解除病痛、延长服务对象的生命，还要提高服务对象的生存质量。提高生存质量包括以下三个领域的护理活动。

1. **生理领域**　为了提高人们的生存质量，首先必须做好生活护理，避免不良刺激，保证患者有良好的生理舒适感。具体内容包括：

（1）采取一定的措施减轻或消除患者的疼痛与不适，如使患者保持舒适的体位、按医嘱适时应用止痛剂、松弛疗法、适量运动等。

（2）保证周围环境的安静，使患者有足够的休息和睡眠。

（3）根据服务对象的具体情况，帮助满足其饮食、排泄等方面的需要。

2. **心理领域**　护士应运用良好的沟通技巧，进行心理疏导，鼓励患者宣泄，帮助服务对象从对死亡的不安中解脱出来，认识生存的价值，树立正确、豁达的生死观。通过正确引导，使患者能面对现实，利用求生的欲望调动潜在的力量，使余生更充实。

3. **社会领域**　鼓励患者家属及重要关系人经常探望和陪伴患者，给予患者更多的温暖和支持，使患者获得感情上的满足感。

第 2 节　疾　病

随着生产发展、科学进步，人类对疾病的认识在不断深化和完善。护理人员应了解疾病的概念、不同模式及特点，理解患病对人的生理、心理、社会及精神等方面的影响，以帮助人们更好地恢复健康。

一、疾病的概念

人类对疾病（disease）的认识经历了一个不断发展的过程，从疾病是鬼魂附体，疾病是机体阴阳的失衡，疾病是机体功能、结构和形态的改变，到疾病是机体恒定状态的破坏这样一个不断认识的过程，人类对疾病本质的认识渐趋全面且日益深入。

（一）古代疾病观

由于生产力低下，认识能力落后，古代人们常认为疾病是鬼神附体，因而出现了一系列与各种鬼神作斗争以治疗疾病的方法。随着阴阳五行学说的提出，又把机体的组织划分为阴阳，认为疾病是机体阴阳的失衡所致。

（二）近代疾病观

自从近代医学形成以来，医学家根据各自所处时代科学的发展水平，试图给疾病下一个比较满意的定义。

1. 疾病是由医生治疗的、不符合人类需要的一种状态。这是在人群中广为流行的一种通俗的疾病观，也是近代医学对疾病较为早期的认识。此定义包括两个概念：一是疾病不符合需要，二是疾病需由医生治疗。由此可见，此定义只从外在方面考虑疾病，并未涉及疾病的实质和特征，不是疾病的科学定义。

2. 疾病是不适、痛苦和疼痛。此观点建立在考虑疾病症状的基础上，注重的是实践而不是理论，仅反映疾病某一方面的特征，较片面。

3. 疾病是社会行为特别是劳动力的丧失或改变。这是疾病的社会学定义，其特点不是从疾病本身固有的本质特点出发，而是以疾病的社会后果为判断依据。

4. 疾病是机体功能、结构、形态的异常。这是在生物医学模式指导下的具有影响力的疾病定义，是疾病认识史上人类长期追求对疾病本质的认识和近代自然科学发展的必然结果。在这种疾病观的指导下，许多疾病从本质上得到了揭示，使人类在征服疾病的进程中取得了巨大的进步。

5. 疾病是机体内稳态的破坏。这是在整体观指导下对疾病所作的解释，认为所有生命都以维持内环境的平衡为目的，体内生理过程都是维持内环境的平衡，而疾病过程是机体内环境平衡的紊乱。

6. 疾病是机体对有害因子作用的反应。这是从哲学观点对疾病所下的定义。任何疾病，当生物、心理、社会因子直接或间接作用于人体时，就会引起一定的损伤，而此时机体内的健康因子必然会抵抗损伤因子，而疾病正是损伤因子与抗损伤因子的斗争过程。

（三）现代疾病观

现代疾病观对疾病的认识，不再局限于身体器官的功能与组织结构的损害，还包括人体各器官、系统之间的联系、人的心理因素与躯体因素的联系及人体与外界社会环境之间的联系。现代疾病观有以下四个基本特征。

1. 疾病是发生在人体一定部位、一定层次的整体反应过程，是生命现象中与健康相对立的一种特殊征象。现代医学已经充分揭示，人体是一个包括组织、器官、细胞、分子在内的多层次的统一体，各层次之间都存在着局部与整体的辩证关系，疾病常常是人体的整体反应过程。

2. 疾病是人体正常活动的偏离或破坏，表现为功能、代谢、形态结构及其相互关系超出正常范围，以及由此产生的机体内部各系统之间和机体与外界环境之间的协调发生障碍。

3. 疾病不仅是体内的病理过程，也是内外环境适应的失调，还是内外因作用于人体的客观过程。现代疾病观注意到疾病过程的内外环境的变化，把疾病放在生态系统的大背景中来认识。

4. 疾病不仅是躯体上的疾病，也包括精神、心理方面的疾病。完整的疾病过程，常常是身心因素相互作用、相互影响的过程。

综上所述，疾病比较科学的定义为：疾病是机体身心在一定内外环境因素作用下所引起的一定部位功能、代谢和形态结构的变化，表现为损伤与抗损伤的整体病理过程，是机体内部、机体与外部环境平衡的破坏和正常状况的偏离或终结。

二、疾病的影响

疾病对机体的影响可谓是全方位的，面对疾病及其治疗，一个人患病，其个体、家庭乃至社会都将受到影响。

（一）角色的改变

患者进入患者角色，疾病会对个体产生正性影响：可暂时解除某些社会和家庭责任，安心休养；有了本次患病经验，从而提高了警觉，在今后的生活中会尽量避免或减少致病因素，如注意改善卫生习惯，注意饮食、起居的合理安排，并且会从事一些促进健康的活动。

（二）行为和情绪的改变

由于患病后身体组织器官的病理生理改变，患者会出现各种不同的症状和体征，如疼痛、呼吸困难、心慌、肢体活动障碍等，使患者产生不适感，影响休息和睡眠，甚至影响患者的正常生活和工作。身体功能部分或大部分发生障碍，使正常生活受到影响，身体心像受到威胁。例如，由脑梗死所致的半身不遂的患者，因一侧肢体变得软弱无力，无法正常处理日常生活活动时，势必会产生挫折感，患者因为必须依赖他人的帮助方能完成活动而感到悲哀。

（三）对个人自主性与生活方式的影响

许多患者为了疾病的康复，愿意放弃自己原有的生活方式和生活习惯，而出现更多的依从或遵医行为。

（四）对个人形象的影响

有些疾病可引起个体形象的改变，从而导致患者出现一系列心理反应。如外伤、烫伤、烧伤、截肢及瘫痪患者等，其身体外观将有所改变，使得身体心像的完整性遭到破坏，所影响的程度视受损位置、范围大小和重要性有所不同。

（五）对自我概念的影响

尤其是一些久治不愈的疾病以及一些社会上存在一定偏见的疾病如精神病、性病等，常影响患者的自尊心或使患者难以回到自己原有的角色。

（六）对家庭的影响

个人是家庭中的一分子，任何一个家庭成员患病，对整个家庭都是一种冲击。如造成家庭的经济负担加重、精神心理压力增加、家庭成员情绪的变化。

（七）对社会的影响

诊断和治疗疾病都要耗费一定的社会医疗资源，疾病对整个社会经济会造成巨大的影响。如降低社会生产力、浪费或消耗社会医疗资源、造成传染等。

三、疾病的预防

（一）一级预防

一级预防（primary prevention）又称病因预防，是从病因上防止疾病的发生，也是预防、控制和消灭疾病的根本措施。主要是采取健康促进及健康保护措施来防止疾病的发生。

健康促进是对整个人群的普遍预防，通过促进个人的身心健康，以抵抗各种病原的侵袭。例如，卫生行政部门监督饮水安全及居住环境的安全，通过健康教育使人们注意摄入均衡的营养、养成健康习惯等。

健康保护是对高危人群的重点预防，对特定的人群采取保护措施，以减少该疾病的发生，如定期进行预防接种以预防传染病，指导一些过度肥胖的人群合理安排饮食，工厂设置特殊的防护设施等。

（二）二级预防

二级预防（secondary prevention）又称临床前期预防，是在疾病的潜伏期为了阻止或减缓疾病的发展而采取的措施包括早期发现、早期诊断和早期治疗，故二级预防又称为"三早"预防。

目前慢性病大多病因不明，因此要有效地开展一级预防是不可行的，而更应做好早期发现、早期诊断和早期治疗。例如，筛选高血压病患者，早期给予治疗；指导妇女自己检查乳房以便早期发现乳腺癌等。

二级预防的核心是早期诊断。早期发现是早期诊断的基础，而只有早期诊断才可实现早期治疗，改善预后。因此，要做好二级预防，应做到：①向群众宣传疾病防治知识和有病早治的好处；②提高医务人员的业务水平；③开发适合筛检的检测技术。

考点
三级预防

（三）三级预防

三级预防（tertiary prevention）又称临床期预防，即积极治疗、预防并发症并采取各种促进身心健康的措施，以防止疾病进一步恶化或出现伤残，最大限度地恢复健康，即把健康问题的严重程度压缩到最低限度，如卒中后的早期康复指导、乳腺癌手术后的肢体运动等。通过三级预防，可以防止伤残和促进功能恢复，提高生存质量，延长寿命，降低病死率。

四、健康与疾病的关系

健康不是绝对存在的，患病也并非完全失去健康。健康与疾病是一个连续的过程，处于同一条线上，其活动的范围可以从濒临死亡到最佳的健康状态，这就是健康-疾病连续相。因此，人的状态是由健康和疾病构成的一种线性谱，一端是最佳的健康状态，另一端是完全丧失功能、死亡的状态，如图 2-2 所示。连续相上的任何一个点都是机体生理、心理、社会、文化等方面的综合表现。

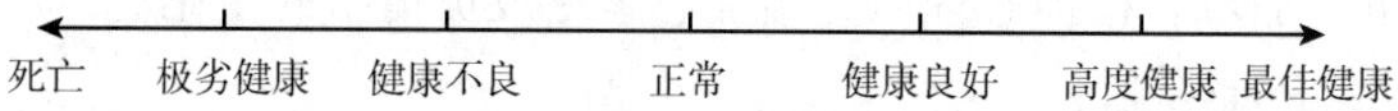

```
←————————————————————————————————→
死亡   极劣健康   健康不良   正常   健康良好   高度健康 最佳健康
```
图 2-2　健康-疾病连续相模式

考点
健康与疾病的关系

护理的目的就是帮助服务对象明确其在健康-疾病连续相上的位置，并协助其尽可能达到良好的健康状态。任何人在任何时候的健康状态都可以在这条线上找到相应的点，而这个点也处于动态的变化当中。当个体向最佳健康一端移动时，健康程度就增加；当个体向死亡一端移动时，疾病程度就会增加。个体从健康到疾病或从疾病到健康的过程中，并不存在明显的界限，因此健康和疾病是相对的，在生命的进程中是动态变化的，在一定的条件下，健康和疾病可能会互相转化。

自测题

A₁/A₂ 型题

1. 以下对健康的描述不正确的是
    A. 健康是一个整体的概念

B. 健康受多方面因素的影响
C. 健康是一个连续的过程
D. 健康是一个动态的过程

E. 健康就是没有疾病

2. 有关健康的描述，正确的是
   A. 无躯体疾病或不适
   B. 能正确评价自己
   C. 保持心理上的平衡
   D. 有完好的生理、心理和社会适应能力
   E. 健康与疾病是对立的，不能相互转换

3. 社会环境中危害健康的因素不包括
   A. 文化教育落后
   B. 医疗保障服务体系不完善
   C. 社会经济落后
   D. 遗传
   E. 人际关系紧张

4. 人际关系不协调危害健康的因素属于
   A. 生物因素　　　　B. 物质环境因素
   C. 治疗性环境因素　D. 社会环境因素
   E. 政治环境因素

5. 人体健康的影响因素中，最为深远又最能被控制的因素是
   A. 生物遗传因素　　B. 自然环境因素
   C. 情绪心理因素　　D. 行为与生活方式
   E. 社会环境因素

6. 高血压病患者中，其家族中很多人也患有高血压病，表现为家族聚集现象，这种现象体现了影响健康的
   A. 生物学因素　　　B. 卫生保健服务因素
   C. 生态学因素　　　D. 环境因素
   E. 行为生活方式因素

7. 患者贾某，最近因过度悲哀引起了失眠、血压升高的现象。这种现象属于由哪种影响健康的因素所致
   A. 生物因素　　　　B. 经济因素
   C. 物理因素　　　　D. 心理因素

E. 文化因素

8. 患者王女士，患有乳腺增生 2 年余。社区护士张某听说后，主动上门为王女士进行家庭访视，指导该女士如何自己检查乳房以便早期发现乳腺癌，该项内容属于哪一级疾病预防
   A. 一级预防　　　　B. 二级预防
   C. 病因预防　　　　D. 三级预防
   E. 病残预防

9. 社区护士小王为患有脑卒中后遗症的李先生进行家庭访视，指导他如何使用步行器及轮椅，该项内容属于哪一级疾病预防
   A. 一级预防　　　　B. 病因预防
   C. 二级预防　　　　D. 三级预防
   E. 临床后期预防

A₃ 型题

（10、11 题共用题干）

蒋先生，48 岁，身高 175cm，体重 80kg，投资公司经理，工作紧张，压力大，几乎每天都长时间坐着，缺乏运动，吸烟，每天蔬菜水果摄入不足，爱吃重口味食物，父亲有冠心病史，近期常常感觉头晕，自测血压 155/90mmHg，到社区服务站咨询。

10. 影响蒋先生健康的主要因素是
    A. 生物遗传因素　　B. 心理因素
    C. 社会因素　　　　D. 自然环境因素
    E. 行为与生活方式

11. 针对蒋先生的健康状况，社区护士从疾病预防的角度应做好
    A. 一级预防　　　　B. 二级预防
    C. 三级预防　　　　D. 临床前期预防
    E. 临床后期预防

（孟　惠）

第3章

卫生服务体系

案例 3-1

　　患者张某，男，41岁，居住于某社区。患者空腹痛、夜间腹痛7年，晚餐饮白酒后连续呕血三次，总量约1200ml。患者头晕、心慌，BP 80/50mmHg，当即就近到社区卫生服务中心就诊，经医生检查后，初步诊断为十二指肠溃疡并上消化道大出血，建议向上级医院转诊。入院后立即行输血治疗并给予止血、抗酸药物，住院两周，病情平稳后出院。出院后，社区护士定期为他进行体检，并向张某及其家人进行疾病相关知识的健康教育。

问题： 1. 城乡卫生服务网包括哪些？

　　　　 2. 医院与社区卫生服务各有何特点？

　　卫生服务体系是指提供医疗、预防、康复、保健等服务的组织和机构，在提供卫生服务过程中形成相互关联的一个有机整体。进入21世纪以来，我国卫生事业有了很大的发展，卫生队伍规模不断扩大，卫生服务体系基本形成。在卫生服务体系中，护理人员承担着重要的防病治病和预防保健的作用，护理人员应了解整个卫生服务体系，明确护理专业在卫生服务体系中的作用。

第1节　我国卫生服务体系的组织结构

一、我国的卫生工作方针

（一）我国的卫生工作方针的形成

　　医疗卫生工作方针是我国卫生工作的基本指导思想，对卫生事业的管理、改革和发展起着重要的作用。1990年，《国民经济和社会发展十年规划和第八个五年计划纲要》提出了卫生工作的基本方针："贯彻预防为主，依靠科技进步，动员全社会参与，中西医并重，为人民健康服务。"随着政治、经济、文化和医学科学的发展，不断总结卫生工作实践经验并在吸收国际先进科学成就的基础上充实新的内容，1997年制定了"以农村为重点，预防为主，中西医并重，依靠科技和教育，动员全社会参与，为人民健康服务，为社会主义现代化建设服务"的工作方针，使卫生工作方针不断完善和提高。

　　进入21世纪以来，从维护全民健康和实现长远发展出发，我国又提出"推进健康中国建设"新目标，为适应新形势，在2016年8月召开的全国卫生与健康大会上，提出新时期我国卫生与健康工作新方针："以基层为重点，以改革创新为动力，预防为主，中西医并重，将健康融入所有政策，人民共建共享。"

（二）卫生工作方针的基本内容

　　新时期卫生工作指导方针的六句话，可以划分为三个组成部分：第一部分是卫生工作的战略重点，包括以基层为重点、预防为主、中西医并重；第二部分是卫生工作的基本策略，包括以改革创新为动力、将健康融入所有政策；第三部分是卫生工作的根本宗旨，人民共建共享。

1. **以基层为重点**　"以基层为重点"比"以农村为重点"更加全面，既涵盖农村又包含城镇基层社区。基层卫生工作是深化医改和卫生工作的重点，历来受到党和国家的高度重视。党的十八大以来，党中央、国务院高度重视城乡基层医疗卫生工作，制定并实施了一系列政策措施，农村卫生和城市社区卫生工作得到大力改善。基层医疗卫生服务体系进一步健全，新农合制度取得长足发展，基本公共卫生服务水平显著提高。目前，基层卫生工作存在许多薄弱环节，因病致贫、因病返贫等问题仍然存在。因此，卫生和健康工作还必须坚持以基层为重点，不断提升基层卫生与健康工作质量。

2. **以预防为主**　预防为主不仅是中华人民共和国成立以来卫生工作宝贵经验的总结，也是世界卫生工作发展的潮流。

（1）预防为主是我国控制疾病形势的需要：20 世纪 50 年代以来，我国以急性传染病、寄生虫病和地方病为主要防治对象，采取一系列措施并取得了举世公认的成就。但是，由于影响疾病流行的社会环境因素依然存在，特别是新的经济体制带来的人口和物资的大量流动，促成部分疾病的播散，原来一些局部地区的传染病，发病日趋广泛化；同时，慢性非传染性疾病病死人数占总病死人数的比例在不断上升，心脑血管疾病、恶性肿瘤和其他慢性退行性疾病成为我国城乡居民最主要的死亡原因。新时期疾病防控和健康促进工作，更加凸显了预防为主的重要性，要坚定不移贯彻预防为主方针，坚持防治结合、联防联控、群防群控，努力为人民群众提供全生命周期的卫生与健康服务。

（2）各级政府对公共卫生和预防保健工作要全面负责：加强预防保健机构的建设，给予必要的投入，对重大疾病的预防和控制工作要保证必需的资金。要宣传动员群众，采取综合措施，集中力量消灭或控制一些严重危害人民健康的传染病、地方病、慢性非传染性疾病。

（3）各级医疗、预防、保健机构都要贯彻预防为主的方针，要切实做好三级预防工作：一级预防，是病因预防，针对病因及相关因素，采取增进健康和特殊防护措施，使健康人免受感染和发病；二级预防，是发病学预防，针对发病早期，采取早发现、早诊断、早治疗措施，以控制疾病的发展和恶化，防止疾病复发或转为慢性；三级预防，是病残预防，针对发病后期，采取合理的康复治疗措施，做到病而不残，残而不废，恢复劳动能力，延长寿命。

（4）依法保护妇女儿童健康，努力提高出生人口素质，降低婴幼儿病死率、孕产妇病死率，实现《中国儿童发展纲要（2011—2020 年）》和《中国妇女发展纲要（2011—2020 年）》的目标，积极推行计划免疫保偿制和妇幼保健保偿制。同时，积极开展老年人保健和老年病防治工作。

3. **中西医并重**　新时期提出中西医并重的方针，是振兴中医药和中医药走向世界的政策保证，保证了中医药的健康发展，促进了中西医优势互补、协调发展，推动了我国医学的快速跃升，这成为我国医药卫生事业的重要特征和显著优势。

4. **以改革创新为动力**　这是卫生工作的基本策略之一，是在贯彻落实创新、协调、绿色、开放、共享五大发展理念新形势下，提出的我国卫生和健康工作方针的新内容，也是新时代促进卫生与健康事业发展的必然选择。我国是一个拥有超过十四亿人口的最大的发展中国家，要满足全国人民多样多层多变的医疗卫生需求，不以改革的方式、不用创新的模式是无法实现的。只有不断改革、持续创新才能破解当前医疗卫生领域中的诸多难题。

5. 将健康融入所有政策　这是卫生工作的又一项基本策略，是推进健康中国建设的新举措。目前，全球已经形成基本共识，健康与贫困、教育、环境、就业等多种社会因素相关，一个国家国民的总体健康水平与其医疗、药品管理、社会保障、就业、财政、教育、科技、环境保护和民政等多个部门的工作密不可分，只有将大健康理念纳入所有政策之中，进行综合管理，树立维护健康是政府各部门共同责任的观念，才能确保健康成果的可持续性。要从大健康的高度出发，将健康融入经济社会发展的各项政策，推动科学决策，促进形成共同支持的大健康宏观环境。

6. 人民共建共享　这是我国卫生工作的根本宗旨，是卫生工作方针的核心。卫生与健康涉及社会方方面面，关系千家万户，是一项系统工程，需要社会各部门的积极配合与人民的广泛参与，做到人人参与、人人有责、人人享有。

考点
卫生工作
方针的内
容

二、我国卫生服务体系的组织结构

我国卫生服务体系的组织设置大致可分为卫生行政组织、卫生事业组织、群众性卫生组织和其他卫生组织 4 类。

（一）卫生行政组织

卫生行政组织是主管全国和地方卫生工作，编制卫生事业发展规划，制定卫生法规并督促检查的组织，是国家行政组织的重要组成部分。从中央、省（自治区、直辖市）、市（地级市）、县（市、省辖市所辖区）直到乡（镇）各级人民政府均设有卫生行政组织，主要工作是调查了解实际情况，总结、推广和交流各地的好经验；贯彻有关卫生事业的方针、政策和各项规章制度，按照实际情况因地制宜地制定卫生事业发展规划，并督促检查实施。

（二）卫生事业组织

卫生事业组织亦称"卫生业务组织"，是开展业务工作并向社会提供卫生服务的各类专业机构，包括各级各类医疗、预防、保健机构，专业防治机构，医学院校，医学科研机构等。不以营利为目的，提高全体人民健康水平是其根本宗旨。

1. 医疗机构　包括各级综合医院、专科医院、妇幼保健院、疗养院、康复医院、老年院、护理院、急救中心等，主要承担疾病诊断、治疗活动的任务。医疗预防机构是我国目前分布最广、任务最繁重和卫生人员最集中的机构。

2. 卫生防疫机构　包括卫生防疫站、结核病防治研究所（院）、寄生虫病防治研究所（站）、各级疾病预防控制中心、乡镇预防保健站（所）等，主要承担预防疾病的任务，对危害人体健康的影响因素，如环境卫生、食品卫生以及学校卫生等进行监测和监督。

3. 药品、生物制品、卫生材料的生产、供销及管理检测机构　包括药品检验所、生物制品研究所等，主要承担发展我国医药学和保证安全用药的任务。

4. 医学教育机构 由高等医学院校、卫生学校等构成。主要任务是发展医学教育、培养医药卫生人才，并对在职人员进行专业培训。

5. 医学科学研究机构 包括医学科学院、中医研究院、预防医学研究中心以及各种研究所等。主要承担医药卫生科学研究、推动医学科学和人民卫生事业发展的任务，为我国医学科学的发展奠定基础。

6. 传统医学机构 我国政府十分关注中医的发展，制定了"中西医结合"的卫生政策，并成立了许多研究机构，包括中医药大学或学院、中医医院、中药制药厂等。

（三）群众性卫生组织

群众性卫生组织是与卫生有关的各种非政府组织。它们是发动群众参与卫生管理、开展卫生工作的组织保证。按其性质和职责，可分为以下几种。

1. 由国家机关及人民团体的代表组成的群众性卫生组织，如全国爱国卫生运动委员会和中国初级卫生保健基金会。

2. 由卫生专业人员组成的学术性团体，如中华医学会、中华预防医学会、中华中医药学会、中国药学会、中华护理学会、中国农村卫生协会等，这类卫生组织执行卫生政策，主要是通过团结各级各类医务工作者，开展各种学术活动，促进各项卫生事业的发展。

3. 由群众中卫生积极分子组成的基层群众卫生组织，发动群众开展卫生工作，宣传卫生知识，组织自救活动等。

（四）其他卫生组织

除以上三种卫生组织外，我国目前还有其他部门也成立了卫生机构，如交通运输部等，其行政管理归属于相应的部门，卫生专业活动受主管部门和当地卫生管理组织双重管理，并接受隶属于卫健委的卫生机构的指导、帮助和协作。这些卫生机构为本行业员工和当地居民提供医疗护理服务和公共保健服务，随着社会的不断发展与改革的深化，一些行业的卫生机构已经脱离企业，归属于卫生管理组织的统一管理。

军队卫生机构在我国也占有一定的比例，它受中国人民解放军总后勤部卫生部领导，包括管理组织，出版社，军事医学图书馆，医学机构如军队医学院校、军事医学科学院、军区医院，基层部队卫生服务机构等。

三、我国城乡卫生服务网

中华人民共和国成立以来，国内卫生工作沿着为人民和为社会主义建设服务的方向，遵循面向人民群众、以预防为主的方针，建立起了一个遍布城乡的三级医疗卫生网。1978 年改革开放以后，随着社会主义市场经济体制的逐步确立，医疗卫生事业得到了较快的发展，人民健康水平和生活质量有了较大的提高，三级医疗卫生网的建设得到进一步加强。

（一）城市卫生服务网

大城市的医疗卫生机构一般分为市、区、基层三级（图 3-1），中小城市一般分为市、基层二级。

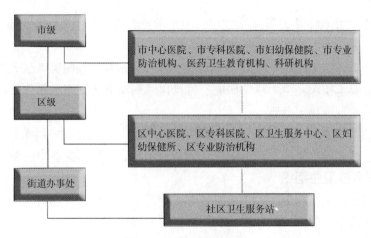

图 3-1　城市卫生服务网

市级医疗卫生机构包括市中心医院、市专科医院及市专业防治机构等。市中心医院是全市医疗业务技术的指导中心，一般由技术水平较高、设备比较完善、科别比较齐全的综合医院或教学医院担任。

区中心医院是一个地区内医疗业务技术指导的中心，是市级医疗机构与基层医疗机构之间的纽带。

城市基层医疗卫生机构是社区卫生服务站，主要为居民提供医疗预防、卫生防疫、妇幼保健等医疗卫生服务。各机关、学校、企事业单位的医务室、卫生所、门诊部等也属于城市基层卫生机构。

（二）农村卫生服务网

第六次全国人口普查资料显示我国约 50.32% 的人口居住在乡村，加强农村卫生事业建设一直是国家卫生工作的重点。经过几十年的努力，我国农村已形成以县级医疗卫生机构为中心，乡卫生院为枢纽，村卫生室为基础的三级医疗卫生网（图 3-2）。

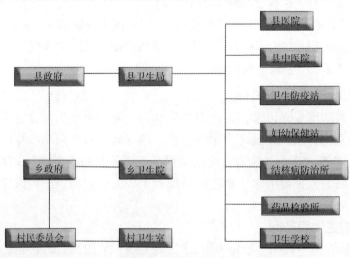

图 3-2　农村卫生服务网

县级卫生机构包括县医院、卫生防疫站、妇幼保健站等，是全县预防、妇幼保健中心及卫生人员的培训基地。

乡卫生院是农村的基层卫生组织，负责本地区的卫生行政管理，开展日常的预防保健等工作，对村卫生室进行技术指导和业务培训。

村卫生室是农村最基层的卫生组织，负责基层各项卫生工作，如爱国卫生运动、环境卫生及饮水卫生的技术指导，进行常见病防治、计划免疫、传染病管理、卫生宣传等。

第 2 节　医院和社区卫生服务

一、医院

（一）概述

医院是指以向人提供医疗护理服务为主要目的的医疗机构。其服务对象不仅包括患者和伤员，也包括处于特定生理状态的健康人（如孕妇、产妇、新生儿）以及完全健康的人（如来医院进行体格检查的人）。

（二）医院卫生服务的特点

医疗行业属于服务行业，医疗卫生服务是以人为主体，帮助其解决疾病及其相关健康问题的服务，医院卫生服务的每一项措施都是针对每一个个体对象。人是一个复杂的组织系统，个体不仅存在着差异，而且对服务的需求也不尽相同。在医院门诊就诊时，需要先挂号，再找医生看病，医生询问病情和病史后，开具检验单或者检查单，明确诊断后开具药物或者施行手术等治疗方案。这一系列的活动就构成了医疗服务过程。由此决定了医院卫生服务除具有一般服务的基本特点外，还具有其特殊性。

考点
医院卫生服务的特点

1. **以患者为中心**　医院应以患者为中心开展工作，保证患者的安全，满足患者的基本需要。

2. **专业性和技术性**　由于医疗卫生服务对象的特殊性，提供医疗护理服务就必然需要有相应的专业知识和技术水平。医疗护理服务的提供，受医疗护理教育的规模、水平和效率的影响，也受到行业准入等条件的限制。因此，医疗护理专业人才资源具有替代性小、培养周期长、使用滞后和供需不平衡等特点。

3. **相对垄断性**　医护人员服务的高度专业性和技术性是导致其具有垄断性的主要原因。由于其他人不能替代医生和护士来提供卫生服务，医疗护理服务的提供者具有一定的特权，这有可能产生区域性的垄断。这样不仅容易导致卫生服务的低质量和低效率，也容易导致卫生服务资源不能被有效利用以及卫生资源的配置不合理。

4. **高质量和无误性**　医疗护理服务的供给涉及人的健康和生命，其最终目的是维护和促进人的健康，因此人们对于医院卫生服务提供的质量具有较高的要求，医护人员应力求杜绝差错事故。任何低质量服务都会给人的健康带来不利的影响，甚至危及生命。

5. **时间性和连续性**　医院服务特点就是患者必须到医院里才能得到服务。时间就是生命，医疗护理服务必须迅速传递，用有限的人力、物力资源迅速地为患者提供满意的服务，这是摆在医院管理者面前的一个问题。同时对患者病情的观察又必须做到连续不间断。

6. 供给者的主导性　患者及家属对于医疗护理服务信息的掌握不完全，导致其没有主导地位，对医疗服务难以作出理性的选择。因此，在医疗服务利用的选择上，医生和护士是需求者的代理人，处于主导的地位。医生和护士的决策和技能将成为能否合理选择医疗护理服务项目的关键。如果过度提供医疗护理服务，不仅浪费和消耗医疗护理服务资源，同时也增加患者的经济负担。

医疗护理服务作为一种特殊的服务类型，应该根据服务对象的需求提供合适的、适度的、能满足消费者需求的服务。因此，从某种意义上讲，护士在卫生服务过程中具有代理人的双重身份，作为卫生服务机构的一员，既要代表医疗卫生组织的供方利益，又要代表服务对象的需方利益，只有这样才能满足服务对象的需求并与服务对象保持良好的关系，获得良好的社会效益与经济效益。

二、社区卫生服务

（一）社区与社区卫生服务的概念

1. 社区　社区是若干社会群体或社会组织聚集在某一个领域里所形成的一个生活上相互关联的大集体，是社会有机体最基本的内容，是宏观社会的缩影。尽管社会学家对社区下的定义各不相同，但在构成社区的基本要素的认识还是基本一致的，普遍认为一个社区应该包括一定数量的人口、一定范围的地域、一定规模的设施、一定特征的文化、一定类型的组织。社区就是这样一个"聚居在一定地域范围内的人们所组成的社会生活共同体"。

链　接　初级卫生保健的任务

初级卫生保健的任务分为四个方面、八项要素。

1.四个方面
（1）健康促进。
（2）预防保健。
（3）合理治疗。
（4）社区康复。
2.八项要素
（1）对当前主要卫生问题及其预防、控制方法的健康教育。
（2）改善食品供应和合理营养。
（3）供应足够的安全卫生水和基本环境卫生设施。
（4）妇幼保健和计划生育。
（5）主要传染病的预防接种。
（6）预防与控制地方病。
（7）常见病和外伤的合理治疗。
（8）提供基本药物。

考点
社区卫生服务的特点

2. 社区卫生服务　社区卫生服务是社区建设的重要组成部分。它是在政府领导、社区参与、上级卫生机构指导下，以基层卫生机构为主体，全科医生为骨干，合理使用社区资源和适宜技术，以人的健康为中心、家庭为单位、社区为范围、需求为导向，以妇女、儿童、老年人、慢性病患者、残疾人、贫困居民等为服务重点，以解决社区主要卫生问题、满足基本卫生服务需求为目的，融预防、医疗、保健、康复、健康教育、计划生育技术服务功能等为一体的，有效、经济、方便、综合、连续的基层卫生服务。

（二）社区卫生服务的特点

1. 公益性　社区卫生服务除了基本医疗服务以外，其他康复等服务都属于公共卫生的服务范围。

2. 主动性　大医院的医生是等患者上门，而社区卫生服务则是主动性服务，上门服务，为公众提供家庭病床服务。

3. **全面性** 社区卫生服务为社区全体居民提供服务。除了患者以外，亚健康人群也是它的服务对象。

4. **综合性** 社区卫生服务是多位一体的服务，除了基本医疗服务外，还包括预防、保健、康复和健康教育服务等。

5. **连续性** 居民从出生到临终，社区卫生服务全程都提供服务。

6. **可及性** 社区卫生服务开在居民家门口，步行 15 分钟就能到达，居民看病比较方便。社区卫生服务提供基本医疗服务，药品是基本药品，技术是适宜技术，价格比大医院要低，这种服务是居民能够承担得起的。

社区卫生服务治五种病：小病、多发病、常见病、慢性病、未病——预防疾病。

第 3 节　卫生保健的战略目标

一、全球卫生保健的战略目标

（一）2000 年人人享有卫生保健

1977 年，第 30 届世界卫生大会为所有成员国确立了卫生目标：到 2000 年，使世界上所有的人在社会生活和经济生活两方面都达到富有成效的那样一种健康水平，即"2000 年人人享有卫生保健"。"2000 年人人享有卫生保健"指到 2000 年时人们从家庭、学校、工厂等基层做起，使用切实可行的卫生措施预防疾病，减轻患者及伤残者的痛苦，通过更好的途径从童年、青年、成年到老年顺利地度过一生；在不同国家、地区及人群间均匀地分配卫生资源，使每家每户每个人都能积极参与并得到初级卫生保健，即人人享有卫生保健。

20 世纪 70 年代以来，WHO 的成员国政府和非政府组织日益接受 "人人享有卫生保健"的策略，并将其作为努力改善健康的总目标。初级卫生保健以及经济、教育和技术的发展，极大地促进了全世界婴儿和儿童发病率和死亡率的下降。由于基础设施扩大，识字率提高，收入的增加以及营养、环境卫生、教育的改善，许多国家传染病发病率已经下降；全球人均期望寿命从 1950 年的 46 岁增加至 1995 年的 65 岁；富裕国家与贫穷国家之间在人均期望寿命方面的差距，已从 1955 年的 25 岁缩减为 1995 年的 13.3 岁。

（二）21 世纪人人享有卫生保健

1998 年召开的第 51 届世界卫生大会上，WHO 各成员国发表了"21 世纪人人享有卫生保健"的宣言。其主要内容：①重申健康是每个公民的一项基本人权，每个公民都有相同的权利、义务和责任，来获得最大可能的健康；②人类健康水平的提高和幸福，是社会经济发展的终极目标。21 世纪人人享有卫生保健，是一个理想，即在人们的生存机会中，最大限度地实现每个人的健康。

1. **总体目标** ①增加人均期望寿命的同时提高生活质量；②在国家间和国家内部改善健康的公平程度；③卫生系统可持续发展，保证人民利用这一系统所提供的服务。

2. **具体目标** ①到 2005 年，在各国和国家间确定具体的行动计划并开始实施健康公平性评估。②到 2010 年，消灭麻风病，阻断美洲锥虫病的传播；全体居民获得终身的综合、基本、优质的卫生服务；建立适宜的卫生信息系统；建立政策研究和体制研究机制。③到 2020 年，确定孕产妇死亡率、婴儿死亡率、5 岁以下儿童死亡率和人均期望寿命的具体目标；结核病、艾滋病，与烟草、暴力相关的疾病和残疾上升趋势得到控制；消灭麻疹、丝虫病、沙眼，以及维生素 A 和碘缺乏症；重点改善安全饮用水、环境卫生、营养和食品卫生以及住房环境；社区建立综合健康行为促进计划并予以实施。

二、中国卫生保健的发展战略

人民健康是民族昌盛和国家富强的重要标志。党的十八大以来，我国医疗卫生服务水平大幅度提高，居民主要健康指标总体优于中高收入国家平均水平。随着工业化、城镇化、人口老龄化发展及生态环境、生活行为方式变化，慢性非传染性疾病（以下简称慢性病）已成为居民的主要死亡原因和疾病负担。心脑血管疾病、癌症、慢性呼吸系统疾病、糖尿病等慢性病导致的负担占总疾病负担的 70%以上，成为制约健康预期寿命提高的重要因素。同时，肝炎、结核病、艾滋病等重大传染病防控形势仍然严峻，精神卫生、职业健康、地方病等问题不容忽视，重大安全生产事故和交通事故时有发生。党的十九大提出了实施健康中国战略的重大决策部署，制定《健康中国行动（2019—2030 年）》，充分体现了对维护人民健康的坚定决心。为积极应对当前突出的健康问题，必须关口前移，采取有效干预措施，努力使群众不生病、少生病，提高生活质量，延长健康寿命。这是以较低成本取得较高健康绩效的有效策略，是解决当前健康问题的现实途径，是落实健康中国战略的重要举措。

（一）指导思想

坚持以人民为中心的发展思想，牢固树立"大卫生、大健康"理念，坚持预防为主、防治结合的原则，以基层为重点，以改革创新为动力，中西医并重，将健康融入所有政策，针对重大疾病和一些突出问题，聚焦重点人群，实施一批重大行动，政府、社会、个人协同推进，建立健全健康教育体系，引导群众建立正确健康观，形成有利于健康的生活方式、生态环境和社会环境，促进以治病为中心向以健康为中心转变，提高人民健康水平。

（二）基本路径

1. **普及健康知识** 把提升健康素养作为增进全民健康的前提，根据不同人群特点有针对性地加强健康教育与促进，让健康知识、行为和技能成为全民普遍具备的素质和能力，实现健康素养人人有。

2. **参与健康行动** 倡导每个人是自己健康第一责任人的理念，激发居民热爱健康、追求健康的热情，养成符合自身和家庭特点的健康生活方式，合理膳食、科学运动、戒烟限酒、心理平衡，实现健康生活少生病。

3. **提供健康服务** 推动健康服务供给侧结构性改革，完善防治策略、制度安排和保障政策，加强医疗保障政策与公共卫生政策衔接，提供系统连续的预防、治疗、康复、健康促进一体化服务，提升健康服务的公平性、可及性、有效性，实现早诊断、早治疗、早康复。

4. **延长健康寿命** 强化跨部门协作，鼓励和引导单位、社区、家庭、居民个人行动起来，对主要健康问题及影响因素采取有效干预，形成政府积极主导、社会广泛参与、个人自主自律的良好局面，持续提高健康预期寿命。

（三）总体目标

到 2022 年，覆盖经济社会各相关领域的健康促进政策体系基本建立，全民健康素养水平稳步提高，健康生活方式加快推广，心脑血管疾病、癌症、慢性呼吸系统疾病、糖尿病等重大慢性病发病率上升趋势得到遏制，重点传染病、严重精神障碍、地方病、职业病得到有效防控，致残和死亡风险逐步降低，重点人群健康状况显著改善。

到 2030 年，全民健康素养水平大幅提升，健康生活方式基本普及，居民主要健康影响因素得到有效控制，因重大慢性病导致的过早死亡率明显降低，人均健康预期寿命得到较大提高，居民主要健康指标水平进入高收入国家行列，健康公平基本实现。

自测题

A₁/A₂ 型题

1. 卫生工作的方针，以下列哪项为重点
   A. 城市　　　　B. 社区　　　　C. 医院
   D. 基层　　　　E. 学校

2. 下列哪项不是构成社区的要素
   A. 聚居的一群人
   B. 有一定的生活服务设施
   C. 有一定的地域
   D. 居民群具有特定的文化背景
   E. 居民群之间没有任何的社会关系

3. 医疗机构的任务是
   A. 疾病诊断、治疗活动
   B. 对环境卫生、食品卫生的监测
   C. 对计划生育技术质量标准实行监督检查
   D. 发展医学教育、培养医药卫生人才
   E. 承担医药卫生科学研究

4. 护士在卫生服务过程中具有代理人的
   A. 联络人身份　　　　B. 双重身份
   C. 治疗疾病身份　　　D. 照顾患者身份
   E. 执行医嘱身份

5. 医院卫生服务的特点，下列哪项除外
   A. 专业性和技术性　　B. 相对垄断性
   C. 独立性　　　　　　D. 高质量和无误性
   E. 供给者的主导性

6. 卫生工作的根本宗旨是
   A. 人民共建共享　　　B. 促进经济发展
   C. 促进社会进步　　　D. 动员全社会参与
   E. 正确处理社会效益与经济效益的关系

7. 新时期卫生工作的战略重点，包括下列哪项
   A. 依靠科技与教育、动员全社会参与
   B. 以基层为重点、预防为主、中西医并重
   C. 为人民健康服务、为社会主义现代化建设服务
   D. 提供医疗预防、卫生防疫卫生服务
   E. 提供妇幼保健等医疗卫生服务

（刘晓涵）

第4章

护士与患者

在护理活动中，护士和患者是不可或缺的重要角色。双方有着不同的文化背景、性格特征和社会地位，要保证护理活动的顺利进行，护士必须认识和了解护士与患者的角色与功能，建立和发展良好的护患关系，帮助患者维护和恢复健康。

第1节 护士的专业角色

案例 4-1

某患者住院后需要做肝功能和 X 线钡餐检查。当天下午，责任护士告知患者："请您明早不要吃饭，6 点半左右护士来给您抽血，8 点到一楼放射科做 X 线钡餐检查，您明白了吗？"患者点点头示意明白，问护士："什么是 X 线钡餐检查？"护士解释说："X 线检查就是照 X 线片，钡餐是在进行 X 线检查前先口服适量的医用硫酸钡，因为硫酸钡是造影剂，不易被 X 线穿透，在胃肠道内与周围器官形成明显对比，便于观察胃肠道的情况。"患者点头示意理解。

问题： 1. 案例中的护士凸显的专业角色是什么？
　　　　2. 护士的专业角色还有哪些？

一、角色的概述

角色是社会心理学中的一个专门术语，它源于戏剧舞台上的演出用语。1936 年，美国人类学家林顿（Linton）在《人类研究》一书中提出社会角色一词，后来其被广泛运用于分析个体心理、行为与社会规范之间的相互关系中，成为社会学、社会心理学和护理学中常用的专业术语。

（一）角色的概念

角色（role）是指处于一定社会地位的个体和群体，在实现与这种地位相联系的权利和义务中，表现出的符合社会期望的行为与态度的总模式。

所有角色都不是由个人决定的，而是由社会客观赋予的。每个社会角色都代表一套有关行为的社会标准。每个人在社会中的一切行为都与各自特定的角色相联系，社会要求每个人必须履行自己的角色功能。

（二）角色的特征

1. 角色必须存在于和他人的相互关系中　任何角色在社会中都不是孤立存在的，而是与其他角色相互依存的。即一个人要完成一个角色，必然有与之互补的角色存在。例如，要完成学生的角色，必须有教师角色、同学角色存在。要完成护士角色，也必须有医生角色、患者角色存在。这些互动角色统称为角色丛。所有角色都在角色丛中完成。

2. **角色行为由个体完成**　个体存在就会具有角色，而社会对每一个角色都有一定的"角色期望"。如学生学习知识、教师传授知识、医生诊治疾病、护士护理患者。这些"角色期望"经社会化过程融入每个人的认知系统中。个体根据自身对角色期望的认识与理解表现出相应的角色行为。当这些行为与角色期望相符合时，则会和谐、圆满，反之则会导致角色冲突。

3. **角色多重性**　一个人在不同时间、地点会具有多个角色。例如，一位护士长，在家庭中是孩子的母亲、丈夫的妻子、父母的女儿；在工作中，对患者而言她是护士，对护士而言她是上司、同事。不同的角色要承担不同的责任，表现不同的功能。

（三）角色转变

角色转变（role transition）是指个体从一个角色进入另一个角色的过程。

人在生长过程中会获得多个角色。不同的角色有不同的权利和义务，它们会对个体在生理、心理、社会行为上产生不同的要求。当个体承担并发展新角色的时候就要经历角色转变的过程，在这个过程中，个体必须了解社会的角色期望并通过不断学习和实践，使自己的行为逐步符合社会对角色的期望，最终完成角色的转变。

二、护士的专业角色

护士是经过执业注册取得执业证书，从事护理活动，履行保护生命、减轻痛苦、增进健康职责的卫生技术人员。经过多年的发展，护理学由简单的辅助学科发展成为一门综合性独立的学科，护士的角色也发生了根本上的变化。当代护士不再是简单的母亲、基督教徒、仆人的角色，她被赋予了多元化的角色。

（一）照顾者

照顾者是护士最基本、最重要的角色。当人们无法满足自身基本需要时，护士为其提供各种护理照顾，如保持呼吸道通畅、满足机体基本营养需求、维护个人清洁卫生等，直到他们不需要别人的协助为止。

（二）计划者与决策者

护士应用护理专业知识与技能，收集患者生理、心理、社会、精神、文化等多层面的健康资料，分析患者存在的问题及原因，作出正确的护理诊断，制订系统、全面、切实可行的护理计划，实施护理措施，并对效果进行判断与评价，以促进患者尽快恢复健康或正确面对终身残疾甚至死亡。

（三）教育者与咨询者

护理教育者角色主要表现在两个方面：首先，护理事业的延续和发展需要培养更多年轻一代的护士，理论知识深厚、实践经验丰富的护士就要承担教育者的角色，参与临床实习生的带教、讲课。护士之间也需要相互学习，互为护理教育者。其次，护士需要根据护理对象不同特点进行健康教育，指导患者及家属用药、饮食、活动等。护士也可以通过解答护理对象的各类问题，提供相关信息，给予情感支持和健康指导等，解决护理对象对疾病和健康的有关疑问，使护理对象清楚地认识自己的健康状况，并以积极有效的方法去应对和处理问题，找到满足生理、心理、社会需要的最习惯和最适宜的方法。

考点
护士的专业角色

（四）管理者与协调者

患者所获得的医疗及护理照顾是整体和连续的，它需要健康保健系统中多学科成员密切配合才能完成。在这个多学科团队中，护理领导者需要和医院其他管理者共同完成对医院人、财、物的管理，以确保医院的正常运行；护士需要合理利用各种资源，有计划地组织、管理日常工作，协调与其他医务人员的关系，保证患者的诊疗、护理工作有序、高效进行。

（五）保护者和代言者

护士是患者利益的维护者，当患者不能表达自己意愿的时候，护士有责任解释并采取适当的行动，阻止不利于患者利益的行为。

患者入院后面临着各种电子仪器和检查手段的使用以及与医疗有关的各种专业人员组成的复杂环境。在这样的环境下，护士应该为患者创造一个安全的治疗环境，维护患者的权益不被侵犯。护士还需要评估有碍全民健康的问题和事件，并提供给相关部门以改进与参考。

（六）研究者

护理学科的发展离不开科学研究。护士作为研究者，通过临床护理实践发现并探讨各种问题，依据科学的理论和循证的方法研究问题、解决问题，开展新技术，总结新经验，推广并转化研究成果，指导和改进临床护理工作，不断提高护理质量，从根本上推动护理事业向前发展。

为了更好地适应新角色，将要从事护理工作的人员必须做好充分准备，加强对新角色知识的学习，尽可能达到角色的认知，养成正确的角色行为，完成角色转变，实现护士专业角色化。护士的角色化过程受到社会文化、个体价值观、职业教育等多种因素的影响，因此，护士的职业学习必须将系统的专业学习和临床实践相结合，不仅要在学校进行基础护理技术的学习，还要接受毕业后的护理教育和继续护理教育。这是一个终身学习的过程。

第2节　患者角色

案例 4-2

患者，男性，是某单位的一位领导，今年在体检中发现患有胃癌，医生要求他住院治疗，但是他坚持认为医生的诊断是错误的，他得的只是胃炎而已，吃点胃药就行了，拒不接受住院治疗。之后在家人的陪同下，他在一家权威医院进行复查，诊断结果是胃癌。在医生和家人的劝导下，患者表示可以接受住院手术治疗，但需要给他一定的时间，等他处理完单位工作后才能来住院，并要求在住院期间，允许他随时去单位处理工作。在被告知他的要求不被接受时，患者情绪很烦躁。当患者经住院治疗病情好转时，由于他的独生子突遇车祸，他又坚持离开医院承担起照顾孩子的责任。

问题： 1. 患者在角色适应上存在哪些心理反应？

2. 患者在角色适应上存在哪些行为改变？

3. 影响患者角色适应的因素有哪些？

患者（patient）是指患有疾病、处于病痛中的人。当一个人患病时，他就获得了患者角色，原有的社会角色便部分或者全部被患者角色替代。

一、患者的权利和义务

患者角色是各式各样的社会角色之一，有特定的行为模式、权利和义务。将患者角色行为具体化，对护患双方都具有重要的意义。一方面有助于患者明确自己应享有的权利和应承担的义务，可以发挥患者自身应有的作用，接受并配合治疗，参与护理活动，加强自我保健，与医护人员一起共同努力，恢复健康；另一方面，有利于护士指导并监督患者履行自己的义务以及尽可能使患者获得应有的权利。

（一）患者的权利

患者的权利（right of patient）是指患者应享有的合法、合理的权力和利益。患者的权利既包括法律所赋予的内容，也包含作为患者角色后医护道德或伦理所赋予的内容。根据我国国情，患者的权利包括以下几种。

1. **免除一定社会责任和义务的权利**　患者可以根据病情的性质及严重程度，要求免除或部分免除在患病前的社会角色承担的社会责任。如在工作单位或家庭中所承担的各种角色，以保证患者有充分的时间在适宜的环境中接受诊疗和康复训练。

2. **享受平等医疗待遇的权利**　对于不同社会地位、文化背景、经济地位、宗教信仰的患者，他们享受医疗、护理、保健的权利是平等的，护士要秉承南丁格尔精神，对所有患者一视同仁，使其享有平等的医疗待遇和护理服务，充分体现公平公正原则。

3. **知情、同意的权利**　患者有权利了解与自己疾病有关的信息（家属强烈要求不告知的信息除外，如癌症或病危等坏消息），包括疾病的检查、诊断、治疗、护理、预后等，并有权在知情的条件下选择接受或者拒绝。医护人员在诊疗、护理之前应该详细地向患者解释操作目的、方法、注意事项、不良反应等。患者拒绝时护士也应详细说明拒绝操作对健康可能造成的威胁。

4. **隐私保密的权利**　患者有权要求医护人员对在诊疗、护理中涉及的个人隐私和生理缺陷等问题进行保密。护士不得在公共场合议论患者病情及相关信息，除特殊信息会对患者生命构成威胁必须与相关人员通报外，其他个人隐私不得向外泄露。《中华人民共和国侵权责任法》第六十二条"患者隐私权的保护"的司法解释中明确指出了如果在未经患者允许情况下泄露其个人隐私并造成损害的，应当承担侵权责任。

5. **自由选择的权利**　患者有充分的自由选择自己喜欢或信任的医疗机构和个人就诊治疗，护士在门诊接诊和病房护理工作中，要尊重患者的合理需求，给予适当安排。对于不熟悉情况的患者，护士可通过医院视频、宣传手册等向患者进行相应介绍，帮助患者加以分析和选择，满足不同患者的个性需求，并征求患者及家属对治疗与护理方案的意见和建议。

6. **监督及要求赔偿的权利**　患者有权对医务人员实施的诊疗及护理活动进行监督。当患者正当要求没有被满足或者因为医护人员过失给患者造成损害时，患者有权向医院提出诉求或依法提出上诉并获取赔偿。

考点
患者的知情权、隐私权

（二）患者的义务

1. **自我保健和恢复健康的义务**　护士帮助患者了解自我保健对健康的影响，患者进行适宜的锻炼，尽早恢复健康，以担当自己在社会中应承担的角色。

2. **及时寻求医护帮助的义务**　患者应该积极接受治疗和护理，寻求最佳健康状态，减轻社会负担。

3. **配合医护活动的义务**　患者应主动配合医护人员，改变自己的不良生活习惯和嗜好，充分发挥主观能动性，积极参与医疗护理方案的制订与实施。

4. **遵守医院规章制度的义务**　遵守医院的规章制度是保证良好治疗环境的前提。患者有义务自觉遵守医院的有关制度和规定，理解医院相关规章制度与诊疗疾病和保健康复之间的相互关系，并主动自觉遵守。如协助医院减少噪声，减少探视人员，保持安静与整洁等。

5. **按时按数缴纳医疗费用的义务**　护士应及时提醒患者及家属要按时、足额交付医疗费用，通过沟通让患者及家属明确及时缴纳费用的重要性和必要性，了解我国目前的有关规定和个人应尽的义务，以维持医院正常工作的运行。当患者确有经济困难时，护士可与家属协调各方面资源提供帮助和支持。

6. **尊重医疗保健人员及其他患者的义务**　医患之间、患者之间应该互相尊重。医护人员在工作中如果出现失误，患者及家属应该按正常途径向医院投诉或者经法律途径维权，但不能打骂医护人员，侵犯其人身安全。造成伤害者应承担刑事责任。

患者只有明确了自己的权利和义务后，才能维护自身的合法权益不受侵犯，才能积极配合医务人员的治疗、护理，加强自我保健，恢复健康。同时护理人员应尊重患者的权利，以提高护理质量。

二、患者角色适应上常见的心理反应与行为改变

人患病后，工作和生活的节奏被打乱，患者的注意力都集中到了疾病上，对周围事物的感受和态度也会有很大变化。

（一）患者角色适应上常见心理反应

1. **焦虑和恐惧**　焦虑和恐惧是人在感觉到危险时的恰当反应，表现程度因人而异。一般轻度的、短时间的焦虑与恐惧对患者影响不大，但中、重度及长时间的焦虑与恐惧会使患者产生很大的精神及心理压力，并伴有明显生理变化，多表现为情绪不安、易怒等。患者的焦虑多来源于医院陌生环境、对疾病的未知性、家庭经济负担、事业压力等，恐惧则多见于大手术、疼痛、恶性疾病及严重创伤等情况。

2. **依赖性增强**　由于患病后受到周围人群的额外照顾，患者有意无意地变得软弱，出现自信心缺乏，原本能独立完成的事情也不愿去做，期望他人帮助。

3. **自尊心增强**　患者一方面认为自己需要被加倍关心，应该获得更多的照顾和关怀，而另一方面又拒绝别人的关怀，认为这些关照是对自己能力的否定。护士的用语不当或对患者的过分要求，都会伤害到患者的自尊心。

4. **猜疑性增强**　患者对周围事物特别敏感，看到有人低声私语，会认为是在议论自己的疾病，疑心医生诊断错误、治疗不当。这样的患者既不相信别人，但又会询问很多问题。

5. **主观感觉异常**　患者有时会过分关注自己身体的变化，如心跳正常的患者却觉得心慌，血压正常的患者却觉得血压高到头痛欲裂，对周围环境也比较挑剔。

6. **易冲动和愤怒**　在临床上经常见到患者情绪不稳定，对一些小刺激也非常敏感，因为只字片语与医护人员、家属吵闹。慢性病患者常因疾病缠身变得怨恨、脾气暴躁、难以控制自己的情绪，容易动怒。

7. **孤独感增加**　患病后离开自己熟悉的环境，爱与归属的需要又得不到满足，患者的孤独感往往会更加突出。

8. **习惯性心理**　人们刚患病时，不能从心理上马上接受自己患病的事实，很可能会否认生病，怀疑医生误诊；病情好转后又认为自己没有完全恢复，需要进一步观察和治疗。

对于这些常见心理反应，护士应对措施如下。

（1）接受并给予必要的心理疏导，鼓励患者运用适当、有效的途径进行心理宣泄，如患者知道疾病不可能被治愈，大哭大闹时，护士不应当马上制止，而是陪伴旁边安慰患者。

（2）给予护理和关照，并取得家属的积极支持。

（3）进行放松技巧训练，通过对呼吸和肌肉的控制锻炼解除紧张焦虑情绪，促进安静睡眠。患者病情好转时帮助其进行重新认识和自我矫正。

（二）患者角色适应上常见行为改变

1. **患者角色行为冲突**　患者适应患者角色时，与其原有各种角色发生冲突而引起行为矛盾。患者在患病后不能顺利地进入患者角色，放不下患病前各种角色所承担的责任，常表现为烦躁不安、悲伤、茫然等。

2. **患者角色行为缺如**　指没有进入患者角色，不愿意承认自己是患者。这是一种心理防御表现，多见于健康角色突然转向患者角色或病情突然加重或恶化时。主要表现为认为自己没病，有时见于患者自我感觉良好，认为医生误诊，采取观望态度或认为症状没有医护人员说的那么严重，不需要住院治疗等。结果会导致延误就诊和治疗的时机。

3. **患者角色行为减退**　患者已适应患者角色，但由于某些原因又重新承担其本应免除的社会角色的责任，并将其上升到主要位置而放弃患者角色。主要表现为患者诉说："我好了，我还有好多事要做。我要出院了。"如患者因为工作、家庭或经济等原因不得不在未痊愈时就提前出院。

4. **患者角色行为增强**　指安于患者角色，对承担原有的社会角色缺乏信心，多发生在慢性病病愈初期。或者自觉病情严重程度超过了实际情况，小病大养，主要表现为患者诉说："我病还没好，怎么就要出院了呢？"如某些糖尿病患者，在医院血糖控制稳定，一出院，血糖就升高，因此即使血糖已经在正常范围依旧不愿出院。另外，生病也使患者具有一些特权，免除了原有的社会责任，表现为依赖性增强，对承担其他角色感到不安，希望继续扮演患者角色以逃避某些责任或继续享受某些特权。

5. **患者角色行为异常**　患者受病痛折磨产生悲观、失望等不良情绪导致行为的异常，如对待医务人员采用攻击性言行，出现抑郁、厌世、自杀等异常行为表现。常见癌症晚期患者对医护人员缺乏应有的尊重，认为医护人员不尽心，任意辱骂护士或者突然失声痛哭。

考点

角色行为缺如、角色行为减退、角色行为增强、角色行为冲突的比较

三、影响患者角色适应的因素

（一）疾病的性质和严重程度

患者感觉疾病已经严重影响了日常生活及个人生活质量时，会尽快寻求医护人员的专业帮助，并配合治疗及护理。

（二）症状的可见性

症状是否可见影响患者就医和角色适应。对于严重外伤、大出血、剧烈疼痛等症状明显的疾病，患者往往会很快就医，并迅速适应患者角色。对表现为食欲缺乏、消化不良、轻度失眠等症状不显著的疾病，患者往往选择忽略和不关心，而且不易进入患者角色。如"牙疼不是病"。

（三）医院规则

为了创建良好的就医环境，维护诊疗工作的正常运行，医院会根据实际情况制订相关规章制度，这对患者来说是很大的约束。如患者不能按照自己的生活习惯行事，不能很广泛地接触社会，进而导致角色适应不良。

（四）患者的社会特征

患者的年龄、性别、性格、文化程度、生活习惯、经济状况、工作等因素都影响着患者的角色适应。另外，患者的人际关系如与家属的关系、与医护人员的关系、与病友的关系等对患者角色的适应也有很大影响。

四、促进患者角色适应的措施

1. 评估影响患者角色适应的因素，预测可能会出现的角色适应问题。

2. 通过沟通和观察患者的角色行为，了解患者对所承担的角色的认识，明确在角色适应中存在的问题并引导其树立正确的角色意识，享有患者的权利，履行应尽的义务。

3. 指导患者寻求家属、亲友的支持，分担其他角色所承担的职责，从而帮助患者缓解角色冲突。患者只有扮演好角色，才能更好地恢复健康。在护患关系的建立和发展过程中，护士处于主导地位，对护患关系的转归起着决定性的作用。因此，为了使护患关系向良好的方向发展，护士必须注意以下几个方面。

（1）保持健康的生活方式和情绪，健康的生活方式会对人产生积极的影响，护士应首先关注自身的健康，以健康、积极的形象出现在患者的面前。工作中注意觉察自己的不良情绪并及时进行调整。在治疗和护理过程中，为患者树立角色榜样，理解患者角色所承受的社会、心理负担，给患者以必要的帮助，减少患者的角色冲突，促进患者的角色转变。

（2）护士应充分尊重患者的人格和权利，平等地对待每一位患者，使患者感到被接纳和理解，减少其焦虑、孤独与不安的情绪反应。这样，患者才能以良好的心态接受和参与各种治疗，从而达到最大限度的康复。

（3）移情是人际交往中人们彼此间情绪、情感相互交流的一种替代性体验。在护患交往过程中，护士应以真诚的态度，尽量体会和理解患者的感受，注意通过自己的责任心、爱心、同情心及耐心创造一个有充分信任及支持感的氛围。

（4）护士应树立终身学习的理念，不断汲取新知识、新技能。护士不仅应具备系统、完整的护理学专业方面的知识，也应学习护理相关学科知识，如文学、艺术、心理学、管理学、教育学等，这样才能扩大个人的知识面和视野，保持专业兴趣，维持专业能力，增进对患者的理解，并通过自己扎实的专业知识和熟练的护理技能，增加患者对自己的信任感。

第 3 节　护 患 关 系

案例 4-3

　　王某，女，43 岁，因急性胆囊炎发作被亲属搀扶走入普外科病房。护士给患者测量生命体征并询问病史，患者提到自己有糖尿病，提醒护士用盐水加药。

问题： 1. 案例中护患关系属于哪种模式？

　　　　2. 护患关系是否良好？正处于护患关系建立的哪一个时期？

　　　　3. 建立良好的护患关系过程包括什么？

一、护理工作中的人际关系

　　人际关系（interpersonal relationship）指人与人通过交往而产生的心理上的关系，是人们在心理上的亲疏远近距离。人际关系反映了个人或群体在寻求满足社会心理需要、事业需要、生活需要的心理状态。人际关系的变化和发展取决于人们在交往过程中心理需要的满足程度，因而人际关系带有一定感情色彩。

　　护理工作中涉及诸多人际关系，如护患关系、医护关系等，其中护患关系是中心。护患关系也不仅仅局限于护士与患者之间，患者的家属、朋友、同事也是护患关系中的重要组成部分。这些关系会从不同的角度、以不同的方式对护患关系产生影响。

二、护患关系概述

　　护患关系（nurse-patient relationship）是人际关系的一种，指护理人员与患者为了医疗护理的共同目标而发生的互动现象。在护理工作的诸多关系中，护患关系是中心。建立起良好的护患关系，能提高护理质量，保证护理效果，促使患者早日康复。

（一）护患关系的基本内容

　　护患双方由于受生理、心理、社会等诸多因素的影响，在实施护理的过程中会形成不同的护患关系，可以概括为技术性关系与非技术性关系。

　　1. 技术性关系　技术性关系在护患关系中占据重要的地位，影响着护患关系的走向。护患关系是专业性较强的服务关系。护士运用自己的专业知识、技能和人文关怀，通过护理程序这一工作方法来帮助患者分析、确认、满足他们的健康需要，为他们提供安全、周到、有效的护理，使患者达到最佳的健康状态。如果护士没有扎实的护理知识、娴熟的护理技能，无法满足患者在疾病治疗及护理方面的需要，就很难或不可能建立良好的护患关系。

　　2. 非技术性关系

　　（1）道德关系：由于护患双方的地位、环境、利益、文化教育以及道德修养的不同，在护理活动中，对一些问题和行为的看法及要求也会有所不同，为了协调矛盾，必须按照一定的道德原则和规范来约束自己的行为。另外，建立良好的护患关系，护患双方要尊重对方的人格、权利。护士在工作中要注意适度，掌握好分寸，禁止与患者拉关系、谈恋爱，要自尊、自重、自爱。

（2）利益关系：是在相互关心的基础上发生的物质和精神方面的关系。患者的利益表现在支付了一定的费用之后，满足了解除病痛、求得生存、恢复健康等切身利益的需要。护士的利益表现在付出了身心劳动后所得到的工资、奖金等经济利益，以及由于患者的康复所得到的精神上的满足和欣慰，提高了自己在工作上的成就感。

（3）法律关系：患者接受护理和护士从事护理活动都受到法律保护，侵犯患者和护士的正当权利都是法律所不容许的。

（4）价值关系：护士运用护理知识和技能为患者提供优质服务，履行了对他人的道德责任和社会义务，实现了个人的社会价值，对社会做出了贡献。而患者恢复了健康，重返工作岗位，又能为社会做出贡献，实现其社会价值。

（5）文化关系：由于护患双方的文化水平、语言、素质修养、宗教信仰及风俗习惯等文化背景的差异，护理活动中容易产生矛盾和误解。护士在护理活动中要时刻注意自己的语言与非语言表达，针对不同文化背景的患者灵活运用不同的沟通方式。

（二）护患关系的特征

1. **护患关系是帮助系统与被帮助系统的关系**　在医疗护理服务过程中，护士与患者通过提供帮助和寻求帮助形成特殊的人际关系。帮助系统包括医生、护士、辅诊人员以及医院的行政管理人员等；被帮助系统包括患者、患者家属、亲友和同事等。帮助系统的作用是为患者提供服务，履行帮助职责；而被帮助系统则是寻求帮助，希望满足需求。在帮助与被帮助两个系统中，护士与患者的关系不仅代表护士与患者个人的关系，而且是两个系统之间关系的体现。因此，两个系统中任何个体的态度、情绪、责任心都会影响医疗护理工作的质量和护患关系。

2. **护患关系是一种专业性的互动关系**　护患关系不是护患之间简单的相遇关系，而是护患之间相互影响、相互作用的专业性互动关系。这种互动关系不仅局限于护士与患者之间，还表现在护士与患者家属、亲友和同事等社会支持系统之间，是一种多元性的互动关系。因此，互动双方的个人背景、情感经历、教育程度、性格特点、对健康与疾病的看法等均会影响相互间的感觉和期望，并影响护患关系的建立与发展。

3. **护患关系是一种治疗性的工作关系**　治疗性关系是护患关系职业行为的表现，是护士在帮助患者满足其基本需要时产生的。护士作为一个专业帮助者，需了解患者目前的健康状况，制订积极有效的护理计划和措施来满足患者的基本需要。无论护士是否愿意，也无论患者的身份、职业和素质如何，作为一名帮助者，有责任与患者建立良好的治疗性关系，以利于患者疾病治疗、恢复健康。

4. **护士是护患关系后果的主要责任者**　作为护理服务的提供者，护士在护患关系中处于主导地位，其言行在很大程度上决定着护患关系的发展趋势。因此，一般情况下，护士是促进护患关系向积极方向发展的推动者，也是护患关系发生障碍时的主要责任承担者。

考点
主动-被
动型、指
导-合作
型、共同
参与型三
种基本模
式的特征
及适应对
象

（三）护患关系的基本形式

根据护患双方在共同建立及发展护患关系过程中所发挥的主导作用、各自所具有的心理态势不同，可将护患关系分为以下 3 种基本类型。

1. 主动-被动型模式（active-passive model）

适应对象：适用于难以表达自己主观意志的患者。如昏迷、休克、全身麻醉、严重创伤、精神障碍者。这类患者完全或部分失去正常思维能力。

这是一种以生物医学模式及疾病的护理为主导思想的护患关系模式。其特征为护患之间单向发生作用，表现为"护士为患者做什么"，护士在护患关系中处于主动和主导地位，而患者则处于完全被动和接受的从属地位。护患双方是显著的心理差位关系。所有针对患者的护理活动，只要护士认为有必要，不需要取得患者的同意，患者需完全服从护士的决定。

2. 指导-合作型模式（guidance-cooperation model）

适应对象：适用于清醒的、急性、较严重的患者。

这是一种以生物-心理-社会医学模式及以患者为中心的护理模式为指导思想的护患关系。其特征是护患之间是微弱单向发生作用，表现为"护士教会患者做什么"，护士在护患关系中仍占主导地位，患者也有一定的主动性，护患双方是微弱的心理差位关系。护士决定护理方案、护理措施，患者尊重护士的决定并主动配合，主动向护士提供与自己疾病有关的信息，并且可以对自己的护理和治疗方案提出意见和建议。护患双方在护理活动中都应当是主动的，患者可以向护士提供有关自己疾病的信息，同时也可提出要求和意见。目前，提倡采用这种模式。

3. 共同参与型模式（mutual participation model）

适应对象：适用于慢性病及受过良好教育的患者。

这种模式的护患关系是双向的，是一种新型的平等合作的护患关系。护患双方共同探讨护理疾病的途径和方法，在护理人员的指导下充分发挥患者的积极性，并主动配合，亲自参与护理活动，护患之间双向发生作用，表现为"护士帮助患者自我恢复"。护患双方的关系建立在平等的基础上，护士和患者都具有同等的主动性和权利，双方为心理等位关系。在医疗、护理过程中，护患双方具有大致等同的主动性和权利，共同参与护理计划的制订和实施。患者不是被动地接受护理，而是积极主动地配合并亲自参与护理；护士尊重患者的权利，与患者共同商定护理计划。

（四）护患关系建立的过程

护患关系的建立既遵循一般的人际关系建立的规律，又与一般的人际关系的建立及发展过程有一定的区别。良好护患关系的建立与发展一般分为以下 3 个阶段。

1. 初始期

又称观察熟悉期，是指从护士与患者第一次见面开始到护患正式合作为止的这段时间。

主要任务：建立初步的了解和信任关系。

内容：护患关系初期的主要任务是护士与患者之间相互了解及建立信任关系。护患双方在自我介绍的基础上从陌生到认识、从认识到熟悉。护士在此阶段需要向患者介绍病区的环境及设施、医院的各种规章制度、与治疗及护理有关的人员等。护士也需要初步收集患者的身体、心理、社会文化及精神等方面的相关信息及资料。在此阶段，护士与患者接触时所展现的仪表、言行及态度，在工作中体现出的爱心、责任心、同情心等第一印象，都有利于护患间信任关系的建立。

2. 工作期 又称合作信任期，是指从护患在彼此信任的基础上开始合作至患者康复的这段时间。

主要任务：运用护理程序的方法解决患者所面临的各种健康问题，满足患者需要。

内容：护士与患者在信任的基础上开始合作。此期的主要任务是应用护理程序以解决患者已确认的各种身心问题，满足患者的需要。护士需要与患者共同制订护理计划，与患者及有关人员合作完成护理计划。在此阶段，护士的知识、能力及态度是保证良好护患关系的基础。护士应对工作认真负责，对患者一视同仁、尊重患者的人格、维护患者的权利，并鼓励患者充分参与自己的康复及护理活动，使患者在接受护理的同时获得有关的健康知识，逐渐达到自理及康复。

3. 结束期 又称终止评价期，是指从患者康复到出院的这段时间。

主要任务：总结护理工作经验，保证护理工作的连续性，并圆满地结束护患关系。

内容：护患之间通过密切合作达到了预期的护理目标，患者康复出院时，护患关系将进入终止阶段。在此阶段护士应对护理工作进行评价，如评价护理目标是否达到，患者对自己目前健康状况的接受程度及满意程度、对所接受的护理是否满意等。护士也需要为患者提供有关的健康教育及咨询，并根据患者的具体情况制订出院计划或康复计划，保证护理的连续性，预防患者在出院后由于健康知识缺乏而出现某些并发症。护士在此期应该为患者的康复而高兴，并愉快地终止护患关系。

（五）建立良好的护患关系对护士的要求

在护患关系的建立和发展过程中，护士处于主导地位，对护患关系的转归起着决定性作用。因此，为了使护患关系向有利方向发展，护士必须努力做到以下几个方面。

1. 保持健康的生活方式和健康的情绪 健康的体魄和健康的心理状态会对患者产生积极的影响和仿效作用，护士的情绪状态同样会对患者产生重要的影响。因此护士需要理性地控制和有效地调整自己的情感和情绪，避免不良情绪状态对患者产生负面影响。

2. 尊重并平等地对待每一位患者 护士应尊重患者的权利和人格，对所有的患者一视同仁。当护士以平等的态度对待患者时，患者才会信任护士，才会主动参与护理活动过程。

3. 具有真诚的态度和适当移情 在护患活动的过程中，护士应以真诚的态度对待患者，善于设身处地地为患者着想，体验患者的感受，理解患者的情感和行为，并适时让患者知晓，使患者感受到被理解，感受到温暖、轻松、自由和被支持，从而更加信任护士，愿意接受护士的帮助。

4. 具有丰富的科学文化知识 除扎实、娴熟的护理技能外，护士还应具备丰富的护理专业知识以及相关的人文、社会科学知识，并在整个护理工作生涯中不断汲取新知识、新技能，保持对护理专业的兴趣和充分的执业能力。这是取得患者充分信任，建立有效护患关系的实力保证。

5. **掌握与患者沟通的技巧** 护患关系的建立与发展，是在护患双方沟通过程中实现的。良好的沟通技巧是建立和发展护患关系的基础。护士可以通过语言和非语言的沟通技巧与患者进行有效的沟通，更好地了解和满足患者生理、心理、社会等多方面的健康需求，从而获得满意的护理效果。

和谐的护患关系，能有效减轻或消除患者来自环境、诊疗过程及疾病本身的压力，有助于治疗和加速疾病的康复进程。反之，紧张的护患关系会加重患者的心理负担，甚至可能导致情绪恶化，严重影响治疗和康复。

自测题

A₁/A₂ 型题

1. 现代护士最重要的角色是
   A. 护理管理者　　　B. 健康教育者
   C. 照顾者　　　　　D. 健康咨询者
   E. 护理研究者

2. 护士作为管理协调者的角色是因为护士在临床护理中要
   A. 满足患者的需要
   B. 具有开拓精神
   C. 联系并协调有关人员及机构的关系
   D. 给患者进行卫生宣教
   E. 给护生进行指导

3. 患者对自我能力表示怀疑，产生退缩和依赖心理是
   A. 角色行为缺如　　B. 角色行为冲突
   C. 角色行为增强　　D. 角色行为减退
   E. 角色行为恐惧

4. 影响患者角色适应的因素首先取决于
   A. 症状的可见性
   B. 疾病的性质和严重程度
   C. 人际关系的舒适感
   D. 医院规则
   E. 患者的社会特征

5. 主动-被动型护患关系模式不适宜的对象是
   A. 昏迷患者　　　　B. 婴幼儿患者
   C. 休克患者　　　　D. 清醒的病重患者
   E. 全麻手术过程中的患者

6. 对于一名长期患有慢性支气管炎的大学教授应采用哪种护患关系模式
   A. 主动-被动型　　B. 指导-合作型
   C. 部分补偿型　　　D. 支持-教育型

   E. 共同参与型

7. 护士管理协调者的角色功能体现在
   A. 满足患者的身心需要
   B. 工作中起到协调和促进作用
   C. 对患者进行健康教育
   D. 向下一级护士传授护理知识
   E. 不断更新和发展护理专业

8. 一位患有心肌梗死的患者住院治疗后病情好转，此时他年迈的母亲突然卒中，他毅然离开医院照顾母亲。此患者出现了患者角色适应的哪个问题
   A. 角色行为冲突　　B. 角色行为增强
   C. 角色行为减退　　D. 角色行为缺如
   E. 角色行为异常

9. 张女士，45 岁，胃癌入院，情绪忧郁，哭泣，应选择的护理措施是
   A. 通知医生，对其病情解释
   B. 增加陪人，使其有安全感
   C. 注射镇静剂，使之情绪稳定
   D. 耐心听取患者倾诉，给予解释和安慰
   E. 不予理睬

10. 护士小李为社区居民开设有关高血压的健康教育讲座，此时护士小李的角色是
    A. 教育者　　　　　B. 沟通者
    C. 促进康复者　　　D. 照顾者
    E. 管理者

11. 张某，68 岁，卒中卧床。护士小刘为患者进行床上擦浴，她的角色功能属于
    A. 健康照顾者　　　B. 管理者
    C. 协调者　　　　　D. 教育者
    E. 科研者

12. 王女士结婚 3 年，某天检查被确认为早期妊娠，王女士既兴奋又紧张。有关角色转变的叙述不正确的是
    A. 角色转变是角色期待的结果
    B. 角色转变是一种正向的成长
    C. 角色转变是通过学习实现的
    D. 角色转变是发展一种新角色的过程
    E. 角色转变不受环境的影响

13. 姚先生，38 岁，因车祸致严重创伤大出血，紧急送急诊室抢救。护士应具备的心理素质不包括
    A. 稳定的情绪   B. 渊博的知识
    C. 坚强的意志   D. 良好的沟通能力
    E. 丰富的表情

14. 王女士，68 岁，口服催眠药中毒，护士小张遵医嘱立即给患者洗胃，这体现了护士的哪种素质
    A. 思想品德素质   B. 科学文化素质
    C. 心理素质   D. 专业素质
    E. 身体素质

A₃/A₄ 型题

（15、16 题共用题干）

李某，女，68 岁，信奉佛教，因心肌梗死入院，经治疗病情好转可以出院，患者因害怕病情反复拒绝出院，每天在病房用录音机放佛经，此事影响了其他患者休息。此时，护士一方面与患者沟通劝其出院，另一方面，根据患者的具体情况，制订出院计划或康复计划，以保证护理的延续性。

15. 此时属于护患关系建立的哪个时期

A. 初始期   B. 合作信任期
C. 工作期   D. 观察熟悉期
E. 结束期

16. 患者因担心病情反复拒绝出院属于
    A. 角色适应   B. 患者角色行为增强
    C. 患者角色行为缺如   D. 患者角色行为减退
    E. 患者角色行为冲突

（17、18 题共用题干）

王某，男，65 岁，因脑血管意外急诊入院手术，术后意识恢复，生活不能自理，护士小张给予精心的生活护理。

17. 护士小张为王某进行口腔护理，此时护士的角色是
    A. 健康教育者   B. 健康照顾者
    C. 健康协调者   D. 健康维护者
    E. 健康咨询者

18. 患者情绪低落，护士耐心开导并指导其怎样配合治疗，此时护士角色是
    A. 提供照顾者   B. 健康协调者
    C. 健康教育者   D. 护理计划者
    E. 健康咨询者

（19、20 题共用题干）

张某，男，31 岁，因过敏性休克急诊入院。

19. 患者入院初期，护患关系的模式应为
    A. 主动-被动型   B. 共同参与型
    C. 指导-合作型   D. 服务-指导型
    E. 双向活动型

20. 患者恢复期，护患关系的模式应为
    A. 主动-被动型   B. 被动参与型
    C. 指导-合作型   D. 服务-指导型
    E. 双向活动型

（段思羽）

第 5 章

护理的支持性理论

护理理论是系统化的科学知识，是对护理现象和活动本质及其规律性正确的认识，可在护理实践中论证和检验，并由一系列正确的概念、判断和推理表达出来的知识体系。对护理理论发展具有重要影响的相关学科理论包括一般系统理论、需要理论、压力与适应理论和沟通理论等。

第 1 节　一般系统理论

案例 5-1

张某，男，78 岁，退休职工。老人平时喜欢抽烟，有 50 多年的吸烟史，患有慢性支气管炎；膝关节年轻时受过伤，季节交换或者阴雨天气就疼痛难忍。最近气温骤降发病住院，患者出现乏力、恶心、食欲缺乏、呼吸困难，下肢活动不便，老人情绪激动，感觉子女对自己照顾不周，全家人对老人小心翼翼照顾，害怕加重老人病情。

问题：1. 系统是什么？它的属性是什么？

2. 作为护士为患者提供护理服务时应该注意什么？

一、系统理论的概念

系统论的核心思想是系统的整体观念。系统思想源远流长，但科学的系统论，人们公认是理论生物学家贝塔朗菲（Bertalanffy）创立的，他在 1932 年提出了系统论的思想，于 1937 年提出了一般系统论原理，奠定了这门科学的理论基础。

系统是由若干相互联系、相互作用的要素所组成的具有一定结构和功能的整体。它的含义包括：①系统是由一些要素构成的整体；②要素之间相互联系构成一个整体，就具有了各独立要素所不具备的整体功能。

考点
系统的概念

二、系统的分类

在自然界与人类社会中，存在着各种各样的系统，人们通过不同的角度对其进行分类，常用的系统分类方法如下。

（一）根据系统的要素性质划分

根据系统的要素性质分为自然系统和人造系统。自然系统是由自然物组成的、客观存在的系统，如人体系统、气象系统等。人造系统也称人工系统，是人们为了达到某种目的而构成的系统，如机械系统、护理质量管理系统等。现实生活中大多数系统为自然系统与人造系统的综合，称复合系统，如医疗系统、教育系统等。

（二）根据系统与环境的关系划分

根据系统与环境的关系分为封闭系统与开放系统。封闭系统是既不受环境影响，也

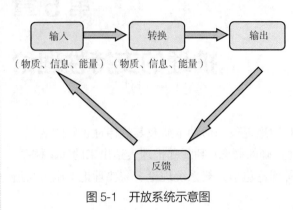

图 5-1　开放系统示意图

不与环境发生相互作用的系统。实际上，绝对封闭的系统是不存在的。开放系统就是指与外界既有物质交换，又有能量交换的系统，如人体系统、医疗系统等。开放系统与周围环境进行物质、信息、能量交换来保持协调和平衡，维持自身的稳定，通过输入、转换、输出和反馈来完成。输入是物质、信息或能量与环境进入系统的过程；转换是系统对物质、信息或能量进行处理和改变的过程；输出是系统转换结果进入环境的过程；反馈是环境对输出的反应，将结果反馈给输入（图 5-1）。

（三）根据系统的动态运行划分

根据系统的动态运行分为静态系统和动态系统。静态系统是指系统的状态不随着时间的变化而改变，具有相对的稳定性，如建筑系统。动态系统是指系统的状态随着时间的变化而改变，如生物系统、生态系统等。绝对静态系统是不存在的，它只是动态系统的一种暂时状态。

三、系统的基本属性

（一）整体性

系统是由若干要素构成的整体，并且系统功能不是各种要素功能的简单相加。当若干要素以一定方式有机地组织构成一个整体后，就具有了各独立要素所不具备的新功能和新特征。这时，系统整体的功能大于系统中各要素功能之和。

（二）相关性

系统的各要素之间既相互联系，也相互作用及相互影响，其中任何一个要素发生变化，既影响其他要素，也影响系统整体的性能。如一个人呼吸系统受到侵害，就会影响到循环系统的功能。

（三）层次性

系统是根据复杂程度的层次排列组织的。较简单、低层次的系统称为子系统。较复杂、高层次的称为超系统。如人是一个系统，它本身由神经系统、消化系统、呼吸系统等组成，消化系统就是人体的子系统；而人体为神经系统、消化系统、呼吸系统的超系统。一个系统是子系统还是超系统是相对的，如家庭是个体的超系统，家庭为社区的子系统；社区是家庭的超系统，又是社会的子系统。系统的层次间是支配与服从的关系，高层次系统是低层次系统的主导，低层次系统属于高层次系统，这是系统的基础结构。

（四）动态性

系统随时间的改变而变化。系统为了自身的生存与发展，一方面要不断调整自身内部结构，达到最佳的功能状态；另一方面要不断与环境进行物质、能量、信息的交流，以适应环境，稳定自身发展。

（五）目的性

系统的组合是为了达到一定的目的。系统结构是根据系统的功能和需要，设立各子系统，建立各子系统之间的联系。如护理系统的目的就是为护理服务对象提供最佳护理服务。

四、系统理论在护理中的应用

（一）用系统的观点看人

在护理工作中，护理的对象是人，人是自然、开放和动态的，具有主观能动性，人是一个整体。既要考虑人体系统对环境的适应性，又要关注环境对机体的影响，人体系统的生存与发展需要的是通过不断改变内外环境，以此维护系统的平衡。

（二）用系统的观点看护理

1. **护理是非常复杂的结构系统**　护理系统是超系统，包括临床护理、护理管理、护理教育、社区护理等子系统，各个子系统中又包含若干层次的子系统，它们既相互作用又相互影响。如果要发挥护理系统的最大功能和协调发展必须运用系统方法，不断优化结构，调整各要素间的关系。

2. **护理是开放、动态的系统**　护理系统是社会和医疗卫生系统的重要组成部分；随着医疗技术水平的不断提升，在开展护理工作中，要使护理系统适应变化，必须保持护理系统与外部环境进行的物质、能量、信息的交换达到协调，深入研究内部发展和运行规律，以适应医疗科学技术的发展。

3. **护理是具有决策和反馈功能的系统**　在护理系统中，护士和患者是构成系统的基本要素，护士是支配全局的主导者。护士全面收集患者资料进行整理、正确分析，做到科学决策和及时评价与反馈才能便于患者的康复。因此，要不断创新护理教育理念，开展护理教育科研，培养护士核心能力，提高护理服务质量。

（三）系统理论是护理程序的理论框架

护理程序是一个开放系统，由护理评估、诊断、计划、实施、评价 5 个要素组成。在这个系统中，护士通过护理评估，把护理对象的健康状况资料输入到系统中，经过护理诊断、计划、实施的转换，输出护理后护理对象的健康状况，并评价护理效果，以决定护理活动是终止、修订，还是继续执行或增加。

第 2 节　需 要 理 论

案例　5-2

李某，女大学生，不慎摔伤导致肱骨干骨折。入院时意识清醒，紧张、焦虑、烦躁、疼痛等。经过手术治疗，现在病情基本稳定，但患者仍感觉伤口疼痛，食欲不振，情绪低落，害怕留疤，影响形象，以及术后恢复不理想，影响以后的生活。

问题：您认为李某目前有哪些需要？

护理人员的护理对象是人，人有最基本的需求，如食物、阳光、空气、水、睡眠等的需要。当这些需要得不到满足时，机体就会出现失衡进而导致疾病的产生，因此护理应该帮助服务对象满足和维持他们的基本需要，维持人类的健康。

一、需要的概述

（一）需要的概念和人的基本需要

1. **需要的概念**　需要又称需求，是人体对生理与社会的要求在人脑中的反映。需要不断产生，人类活动及行为才能不断发展和进步。人类在历史发展中，为了维持生存和生命的延续，形成了对饮食、繁衍后代的需要；为了高质量的生活水平，形成了对文化、科学、艺术等的需要，这些需要反映在头脑中，形成了人们对事物的需要。

2. **人的基本需要**　是指人类为了生存、成长与发展，维持身心平衡的基本要求。它是人类所共有的。它的缺乏可导致机体受损而产生疾病。可见，为了维持生命和健康，人必须努力满足基本需要。

（二）需要的分类

人的需要是多样和复杂的，人的需要分为生理性、社会性、情绪性、知识性和精神性需要。

1. **生理性需要**　是人在维持生理功能方面的需要，如正常的呼吸、饮食、排泄、睡眠、保暖等。

2. **社会性需要**　是人与人之间的相互联系、相互影响方面的需要，如沟通、社交、尊重、归属感等。

3. **情绪性需要**　人体对外界刺激形成的心理需要，如当人遇到开心的事情就会产生愉快、满意的心情，相反，会产生憎恶、愤怒等负性情绪。

4. **知识性需要**　是人在认知、思想方面的需要，如学习、判断、分析问题等。

5. **精神性需要**　是人精神支柱方面的需要，如追求成功等。

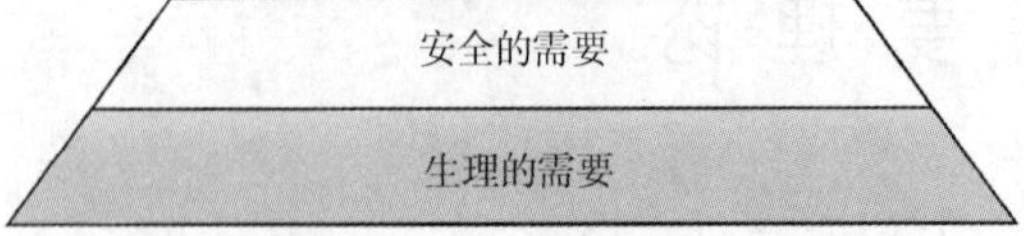

图 5-2　马斯洛人类需要层次理论示意图

二、需要层次理论

在众多的基本需要理论中，运用最为广泛的是美国心理学家亚伯拉罕·H. 马斯洛（Abraham H.Maslow）的需要层次理论。

（一）需要层次理论的内容

马斯洛把人的基本需要根据重要性和发生的先后次序用"金字塔"的形状进行描述，排列为五个层次，形成人类需要层次理论（图 5-2）。

1. **生理的需要（physiological needs）** 是人类与生俱来的最基本需要，维持生存和种族的延续，如空气、水、食物等。根据马斯洛的观点，这些需要位于"金字塔"需要层次的最底端，应首先得到生理需要人类才能生存。对于一个饥饿的人，对于食物的需要是最基本的，如果这个需要得不到满足，生命就会受到威胁。

2. **安全的需要（safety needs）**　指有安全感、生命得到保护不被伤害、生活得到保障。生理需要得到满足、生存得到保障后，就会产生高层次的要求。安全包括生理上的安全和心理上的安全，前者指个体需要自我保护，防范存在或潜在的危害，防止机体受到伤害。后者则指个体需要心理上的安全，避免恐惧、焦虑等情绪。如宝宝睡醒后见不到妈妈，就会大哭。宝宝没有安全感，就会出现恐惧、不安等。

3. **爱与归属的需要（love and belongingness needs）**　指个体被爱护、关心、接纳，得到他人的认可。它包含给予和得到两个方面，即个体需要爱护和接纳别人，同时也需要被人爱护、接纳，以建立良好的人际关系。如人生病时，希望得到家人关心，避免感到孤独、焦虑等。

4. **尊重的需要（self-esteem needs）**　指个体对自己的尊严与价值等的追求。尊重包含自尊、受他人尊敬和尊重他人。尊重需要得到满足后个体会表现出自信、自强、有成就感等。如孩子做好一个手工，得到了大人的肯定，他就会有成就感，反之则会打击孩子的自信心、积极性等。

5. **自我实现的需要（self-actualization needs）**　指个体的潜能得到充分发挥实现自我的价值。个体在尊重需要得到满足后出现自我实现的需要，其是需要层次的最高端需要。自我实现是人们不断追求和奋斗的目标，并不是所有人都能达到的。

> **考点**
> 需要层次论的内容

链　接　美国社会心理学家亚伯拉罕·H. 马斯洛生平

亚伯拉罕·H. 马斯洛（1908—1970 年）是美国社会心理学家、人格理论家和心理学家，人本主义心理学的主要发起者和理论家，心理学第三势力的领导人。曾在威斯康星大学攻读心理学，1934 年获得博士学位。之后，留校任教。1935 年在哥伦比亚大学任桑代克学习心理研究工作的助理。1937 年任纽约布鲁克林学院副教授。1951 年被聘为布兰迪斯大学心理学教授。1967—1970 年曾任美国心理学学会主席。他还是《人本主义心理学》和《超个人心理学》两个杂志的首任编辑。1970 年 6 月 8 日因心脏病突发逝世于美国加利福尼亚州门洛帕克市。

（二）需要层次理论的基本观点

1. **人的需要由低到高具有一定的层次性**　一般情况下，生理需要是最重要的，人得以生存后才产生其他需要，但不是绝对的。

2. **需要的满足是逐级上升的过程**　一般较低层次的需要得到基本满足后，高层次的需要才会出现。但不是固定不变的，在不同的条件下不同的人，需要的层次顺序会有所不同。

3. **人的行为是由优势需要决定的**　同一时间内，个体可存在多种需要，但只有一种需要占主导地位，优势需要会不断变化。

4. **各层次需要相互影响、相互作用、可重叠**　较高层次需要得到满足后，低层次需要也不会消失，但是对人的行为影响程度会下降。

5. **层次越高的需要，满足方式的差异性越大**　个体对低层次需要的满足方式基本一致，如空气、食物和睡眠等生理需要。但对较高层次需要的满足却因个人的性格、受教育程度等方面的因素存在很大差异。

6. **需要的满足程度与健康有密切联系**　其他因素不变的情况下，需要满足的程度和层次越高，越有助于身心健康的发展。反之，人体会出现失衡导致疾病。

> **考点**
> 需要层次理论的基本观点

三、需要层次理论在护理中的应用

（一）需要层次理论对护理的意义

马斯洛的需要层次理论在护理上得到了广泛的应用，它可以在以下几个方面帮助护士。

1. **识别患者未满足的需要**　患者未满足的需要就是护士收集资料，应采取护理措施去解决的问题。

2. **领悟和理解患者的行为和情感**　如在某些特殊检查和治疗前，患者会产生疑虑，这是安全的需要；当患者由于做头部手术而剃掉头发，外出时戴上帽子或假发等，这是自尊的需要。

3. **预测患者尚未明确表达的需要**　对可能出现的问题采取预防性措施。如患者入院时，护士热情接待，简单自我介绍，介绍主管医生、环境等，可预防患者因进入陌生环境而引起的紧张、不安、焦虑等情绪。

4. **系统、全面收集资料和评估患者的健康问题**　护士把需要层次理论作为评估患者的理论框架，全面、系统地收集和整理资料，避免遗漏。

5. **排列和区分患者护理问题的轻、重、缓、急**　按照马斯洛基本需要层次理论，护士可将护理问题进行分类和排列先后顺序，以便制订护理计划。

（二）患者的基本需要

健康的成人能独立满足自身的各种需要。当患病时，疾病可导致个体的某些需要不能得到满足；个体满足自身需要的能力也会被减弱，这样便出现了个体需要和能力间的失调，因此需要护理人员的介入为其提供帮助。

1. **生理的需要**　疾病是导致患者生理需要无法得到满足的最主要因素。如患者可表现出呼吸困难、营养不良、失眠、疼痛甚至各器官功能障碍等征象。因此，满足患者的生理需要是护理人员的主要职责。

2. **安全的需要**　个体在患病或住院时，由于环境的改变、人员间不熟悉、对疾病的认识不足等造成安全感下降。因此，护理人员应加强对患者的入院宣教及健康教育，评估患者的安全状况等情况，避免各种危险因素，增强患者的安全感。

3. **爱与归属的需要**　个体患病后，因住院与家人分开，爱与归属的需要会变得更加强烈。护士应格外关注这类需要，护士与患者应建立起良好的护患关系，让患者感到被关心、爱护；鼓励家属多与患者沟通，以满足患者这方面的需要。

4. **尊重的需要**　对于某些患者来说，疾病导致其容貌、身体形象改变，如截肢、烧伤、偏瘫等。因此，护理人员在工作中应特别注意满足患者的尊重的需要。如保护患者的隐私，接受疾病带来的形象改变，鼓励家人对患者理解和支持，增进患者的自尊和自我价值感。

5. **自我实现的需要**　个体患病时，最难满足的是自我实现的需要。由疾病造成个人机体功能下降或丧失，如偏瘫、失明等使患者陷入失落、悲伤、悲观、绝望的情绪中，这种不良情绪也影响患者的健康状况。因此，护理人员应特别关注患者自我实现的需要。由于患者的家庭背景、文化程度不一，对于患者自我实现需要的满足要因人而异，根据患者情况制订护理计划，最大限度地满足患者自我实现的需要。

（三）满足患者基本需要的方式

1. **直接满足患者的需要**　对于机体功能下降或丧失不能自我满足需要的患者，护理人员应直接采取护理措施，帮助患者满足基本需要、改善生活质量。

2. **协助满足患者的需要**　对于部分能自我满足需要的患者，护理人员可帮助其满足需要。

3. **间接满足患者的需要**　对有自护能力，缺乏知识的患者，护理人员应通过健康教育、讲座、视频等方式，提高患者自护能力，从而间接满足其需要。

第 3 节　压力与适应理论

人的一生中会经历各式各样不同的压力，人们为了保持健康，就要正确认识压力，有效地应对及适应压力。护理人员在护理患者时，学习有关压力的理论知识，可全面评估护理对象的压力，并采取护理措施减轻其压力，提高其适应能力，维护身心平衡。

案例 5-3

王某，女，46 岁，家庭主妇，儿子今年参加高考，丈夫因公司效益不好被解聘。最近王女士由于上腹部疼痛、食欲缺乏、呕吐入院，诊断为胃癌。因为自己要做手术，手术费用较高，家庭经济条件不好，孩子无人照料，王女士情绪不高，不愿接受手术治疗。

问题： 1. 您认为王女士的压力有哪些？

2. 作为一名护士，你该怎样缓解王女士的压力？

一、概述

（一）压力

压力（stress）指个体对作用于自身内、外环境刺激所做出的认知和评价，引起一系列非特异性的生理和心理反应。

（二）压力源

压力源（stressor）又称紧张源或应激源，是指能够对身体施加影响并使之产生压力反应的因素。常见的压力源如下。

1. **躯体性压力源**　指各种生物、物理、化学等因素刺激机体产生压力反应的刺激物。如冷、热、噪声、化学物品等。

2. **心理性压力源**　指来自大脑的紧张信息所产生的刺激，如就业、高考、面试等。

3. **社会性压力源**　指社会现象、人际关系等对人体的刺激，如下岗、离异、纠纷等。

4. **文化性压力源**　指文化环境的改变造成对人体的刺激，如语言差异、风俗习惯、生活习性等。

（三）压力的意义

压力反应（stress response）是指人体在压力源刺激下产生的反应，包括生理反应和心理反应。生理反应如心率加快、血压升高、呼吸加快等。心理反应如焦虑、恐惧、愤怒等。

考点
压力的概念及压力源分类

1. 积极作用

（1）适当的刺激是维持正常人体活动的必要条件，如果没有相应的生理及心理反应，人体的生命活动将会停止。

（2）适当的压力有利于提高人体的适应能力，如果一个人处于正常的刺激环境中，则会发育正常，并能适应内外环境的刺激；反之，如果经常处于一个刺激较少的环境，则适应能力会降低。

（3）适当的刺激能使机体处于对刺激的紧张状态，适当的压力可以提高机体的警觉水平，促进人们随时应对环境的挑战，促进人的身心健康。

2. 消极作用

（1）强烈而突然的心理压力会造成机体的唤醒不足，使身心功能及社会活动突然发生障碍或崩溃。

（2）当机体无法应对强烈的刺激时，会产生一系列的生理紊乱或心理障碍，影响人的心理社会功能。

（3）持久而慢性的心理压力，使人长期处于紧张状态，产生身心耗竭，从而导致身心疾病。

二、有关压力与适应的学说

（一）席尔的压力与适应学说

加拿大生理学家汉斯·席尔（Hans Selye，1907—1982 年）根据对人及动物的大量研究，提出了著名的"压力与适应学说"，并于 1950 年出版了专著《压力》。其压力理论对压力研究产生了重大影响，故被称为"压力理论之父"。他认为压力的生理反应包括全身适应综合征和局部适应综合征。

全身适应综合征（general adaptation syndrome，GAS）是人体对压力产生的全身性、非特异性反应，如血压升高、疼痛、失眠等。

局部适应综合征（local adaptation syndrome，LAS）为人体接触压力局部出现的反应，如感染出现的红、肿、热、痛等。

席尔认为，压力反应的过程分为以下三个阶段。

考点
压力反应
过程

1. **警戒期（alarm stage）**　个体感到危险，激活神经系统而引起改变，如血压升高、血糖升高、心跳加速等。这些反应的目的是唤起体内防御功能以维护机体平衡。如果防御有效，则机体恢复正常生理活动。大部分急性压力都会在此阶段得到解决，机体恢复平衡。如果个体持续地暴露在有害刺激下，在产生警告反应之后，机体转入下一阶段。

2. **抵抗期（resistance stage）**　压力源持续存在，机体进入抵抗期。如果机体收到警告进行调整，抵御压力，内环境得以重建，反之进入衰竭期。

3. **衰竭期（exhaustion stage）**　当压力源强大、长时间作用于机体时，导致机体适应性能源耗尽。在此过程中，个体的抵抗力逐渐达到极限时，机体会出现各种疾病甚至功能障碍。

（二）拉扎勒斯的压力与应对模式

理查德·拉扎勒斯（Richard S. Lazarus，1922—2002 年）是美国杰出的心理学家，现代压力理论代表人物。他从 20 世纪 60 年代开始对压力进行心理认知方面的研究，提出了压力与应对模式，该模式主要是强调认知因素在压力产生中的作用。他认为当人受到的内外环境刺激超过自身应对能力和应对资源时就会产生压力，分为认识评价和应对两个过程。

1. **认知评价（cognitive appraisal）**　是指个体分析刺激物对自身是否有影响的认知判断的过程。拉扎勒斯认为，认知评价包含三种方式：初级评价、次级评价及重新评价。

（1）初级评价（primary appraisal）：人确认刺激事件与自己是否有利害关系，以及这种关系的程度。人会在潜意识中思考"发生了什么事？""这件事对我而言是严重的、好的、坏的还是无关紧要的？"。此时的评估结果如果是"重要的"，并非"无关紧要的"，人就会继续展开第二阶段的评估。

（2）次级评价（secondary appraisal）：指人对自己反应行为的调节和控制，主要涉及人们能否掌控压力及控制的程度。这也是一种控制判断。此时思考的问题有"在这种情况下我该怎么做？"

（3）重新评价（reappraisal）：人对自己的情绪和行为反应的有效性、适宜性的评价，实际上是一种反馈性行为。当得到有用的新讯息时，评估总是能够改变。重新评估不一定每次都会减少压力，有时也会增加压力。

2. **应对**　是个体为满足机体需求所做的努力。应对的功能包括解决问题和缓解情绪。应对的结果会影响个人的价值观、人生观、身心健康等。

（三）霍姆斯与拉赫的生活改变与疾病关系学说

美国精神病学家托马斯·霍姆斯（Thomas Holmes）和理查德·拉赫（Richard Rahe）对压力进行了定量研究。研究过程中他们发现，个体生活变化是一种压力，个体在适应生活变化时，需要消耗较多的能量以维持机体内稳定。如果个体在短期内经历较多的变化，会导致机体失衡及疾病。与生活事件明确相关的疾病有心肌梗死、高血压病、糖尿病等。霍姆斯和拉赫将人类的主要生活事件归纳为 43 种，用生活变化单位（life change unit，LCU）来表示每一生活事件对人影响的严重程度，编制了社会再适应评分量表(social read-justment rating scale，SRRS)。SRRS 主要用于收集个体在近一年内的生活事件数目，用量化方式评估其生活变化的程度，以推断个体患病的概率。霍姆斯和拉赫对美国 5000 多人进行调查发现，LCU 与疾病发生密切相关，若一年内的 LCU 不足 150 分，提示下一年基本健康；若 LCU 为 150～300 分，次年患病概率可达 50%；若 LCU 累积超过 300 分，次年患病的可能性为 70%（表 5-1）。

表 5-1　社会再适应评分量表

生活事件	生活变化单位（LCU）	生活事件	生活变化单位（LCU）
1. 丧偶	100	7. 结婚	50
2. 离婚	73	8. 被解雇	47
3. 分居	65	9. 复婚	45
4. 监禁	63	10. 退休	45
5. 家庭成员死亡	63	11. 家庭成员患病	44
6. 受伤或疾病	53	12. 怀孕	40

续表

生活事件	生活变化单位（LCU）	生活事件	生活变化单位（LCU）
13. 性生活障碍	39	29. 个人习惯上的改变	24
14. 家庭添员	39	30. 和上司有矛盾	23
15. 岗位调整	39	31. 工作时间或条件的改变	20
16. 收入改变	38	32. 搬家	20
17. 好友死亡	37	33. 转校	19
18. 改行	36	34. 娱乐的转变	19
19. 夫妻不合	35	35. 信仰活动的改变	19
20. 负债超过一万元	31	36. 社交活动的改变	18
21. 贷款或契据取消	30	37. 贷款少于一万	17
22. 工作职责变化	29	38. 睡眠习惯的改变	16
23. 子女离家	29	39. 家庭团聚次数改变	15
24. 姻亲间冲突	29	40. 饮食习惯改变	15
25. 个人杰出的成就	28	41. 旅游	13
26. 配偶上班或失业	26	42. 过节	12
27. 上学或毕业	26	43. 轻微犯法	11
28. 生活水平的改变	25		

三、适应与应对

（一）适应的概念

适应是生物体用各种方式调整自己适应环境的能力及过程，是所有生物的共性。个体遇到压力源时，机体进行调整去适应。如果适应成功可维持身心平衡；反之，会导致疾病的产生，而疾病需要进一步的适应。

（二）适应的层次

考点
适应的层次

人类的适应有生理、心理、社会文化、技术四个层次。

1. **生理层次**　生理适应是指机体通过体内生理功能的调整，适应内外环境变化对机体的需求，如人体对四季交替的适应。

2. **心理层次**　心理适应是指当个体受到压力时，通过调整自己的心态认识和处理压力源，减少心理上的紧张、焦虑等以恢复心理平衡。可通过学习新的行为（如松弛术）或运用心理防御机制来适应。如面试失败后总结经验再接再厉。

3. **社会文化层次**　社会文化适应是调整个人的行为，以适应社会的法规、文化、道德观念等的要求。如去异国他乡工作，除了适应异国生活习惯、饮食习惯，还要尊重不同的宗教信仰等。

4. **技术层次**　技术适应是指人类要掌握不断改进的科学技术以控制和适应压力源。如医疗技术的不断改革和创新。

（三）应对的概念

应对是个体为满足机体内外部需求进行恒定认知和行为性努力。拉扎勒斯认为应对的方式包括采取积极行动、回避、顺其自然、寻求信息及帮助、应用心理防御机制等；应对的功能有解决问题或缓解情绪。应对的结果会影响个人的人生观、价值观等。

（四）压力的应对

压力虽然无处不在，但能正确对待，减少压力对机体的刺激，便有利于维护个体身心健康。压力的应对原则如下。

1. **减少压力刺激提高自身能力** 学会解决问题的方法；目标缩小化、学会采用分担等方式减轻压力，减少压力对身心的影响。

2. **正确认识评价压力** 认识到压力的必然性和必要性，运用积极的方式看待，发现其有利的一面；坦然接受，与消极做抵抗；正确对待自己和他人，欣赏他人和自己，放平心态看人和物，将会提高应对能力。

3. **减轻压力的反应** 适当调节自己，学会适应，进行有规律有氧运动，如跑步、做瑜伽等，缓解紧张情绪，减少压力。

4. **寻求专业帮助** 当人遇到过大的压力，运用以上方法未能减轻压力的影响时，可向专业人士如心理咨询师等寻找帮助，发现自身的问题和根源，以提高对生活的适应性和调节周围环境的能力。

四、压力与适应理论在护理中的应用

压力可为众多疾病的原因或诱因，但疾病反过来又形成了新的压力源。应用压力与适应理论，一方面可使护士正确对待压力，减轻工作压力，从而促进身心健康；另一方面，护士运用压力与适应理论可全面系统地识别患者压力源，减少患者因治疗住院产生的压力，维护患者身心平衡。

（一）患者的压力

1. **陌生的环境** 如患者对医院环境不熟悉，对负责的医务人员不了解，对医院生活习惯不适应等。

2. **疾病的威胁** 如患者对疾病的认识不足，对治疗、护理的方法不理解等都可能给患者带来身心威胁。

3. **与家庭成员或亲友分离** 如住院患者突然离开长久陪伴的亲人朋友，担心不能得到家人的关爱，得不到医护人员的尊重。

4. **信息的缺乏** 如患者对疾病、治疗方案、预后等不了解，对医学术语不理解，对所得到的答复不满意等。

5. **丧失自尊** 如患者因疾病失去自理能力，进食、如厕等需要他人照顾，肢体伤残，形象改变等。

（二）护士的压力

1. **紧急忙碌的工作性质** 护士常常面临着急重症等变化多端的状况，需要根据不同患者的病情迅速作出正确的判断，导致护理工作紧张忙碌。

2. **超负荷的工作量** 人们对医疗服务质量要求日益增高、护理人员数量短缺以及二孩政策等因素导致护理人员短缺、工作任务繁重、超负荷工作。

3. **工作时间不固定** 由于护理工作的连续性，白班夜班频繁，打乱了人体正常生物

考点

患者的压力，护士的压力

钟，对护士的生理、心理及家庭带来不利的影响。

4. **复杂的人际关系**　护理工作需要面临复杂的人际关系，有护患关系、医护关系、护理人员间关系、护士与领导关系、护士与患者家属关系等，增加了护理人员的压力。

5. **工作的高风险性**　随着社会的发展，患者维权意识的增加，护理工作职业风险比以往更高，给护士带来了较大的心理压力。

6. **不良的工作环境**　医院是患者密集的地方，护理人员需要长期面对有害的致病因素如细菌、病毒、射线的辐射等，也要应对许多血腥的场面。

（三）协助患者适应压力

1. **为患者提供舒适的休息环境**　洁净、舒适的环境使人心情愉快，有利于患者康复。因此，护士应为患者创造一个优美、舒适、安全的住院环境，减少不良环境对患者的影响。

2. **协助患者适应角色转变**　护士应认真评估患者的压力源，帮助患者顺利地由社会角色转化为患者角色，给予关心和爱护，在角色适应出现困难时，及时给予疏导，满足其需要，降低心理压力。

3. **为患者提供相关信息**　护士应及时向患者提供有关诊断、治疗、护理等的相关信息，以减少因疾病带来的担心与恐惧，增加安全感。

4. **指导患者运用恰当应对方法**　护士鼓励患者表达自己的真实想法与感受，允许患者宣泄自己的情绪，适时指导患者运用放松方法缓解心理压力。

5. **提高患者自理能力和意志**　讲解自理的重要性，鼓励患者积极参与治疗，恢复自理能力；在患病时，患者意志力会减弱，困难夸大化，应多向患者宣传已康复患者实例，增强自信心。

6. **调动患者的社会支持系统**　与患者建立良好的护患关系，鼓励患者的家人参与治疗等，以减轻患者的压力。

（四）缓解护士工作压力

1. **合理运用激励机制**　医院应合理运用激励机制，在各种奖励、晋升、晋级的问题上，应使用客观合理的标准，让护士与其他医务人员有同样的竞争机会，给予护士合理的期望，激发护士的工作热情。

2. **提高社会地位，重视自身价值感**　时代的发展，赋予了护士多元化的角色，护士成了维护和促进人类健康的重要生力军，社会对护理工作的评价应得到相应的改善。提高护士的社会地位，创造一个尊重护士、爱护护士的社会环境，有助于提高护士的工作价值感。

3. **创建和谐的工作环境**　良好的工作环境，可以在一定程度上缓解工作和思想压力，促进工作热情和动力。管理者应根据护士的不同学历、经验、能力等因素，分配合适的工作内容，发挥各层次人员的特长和优势，满足其实现自身价值的需要，营造积极向上、和谐温馨、愉快健康的工作环境。

4. **提高自身综合素质**　随着社会进步，人们对健康需求的增加、新的仪器设备的使用，造成压力源只增不减，要解决这些复杂的问题，护士只有紧跟时代的步伐，提高自身综合素质，适应社会发展的需要。医院可提供学习深造及培训机会，鼓励护士积极参加继续教育和学术会议及其他形式的学习，增加对学科发展前沿和国内外专业情况的了解，可带来工作变革的方向和动力，拓展专业领域的视野，提高职业竞争力，避免职业风险，增强应对工作压力的能力。

5. 进行生理和心理减压　护士由于工作时间长、晚夜班频繁、工作负荷过重，心理压力大、易造成工作疲惫感。因此，应避免连续多次的晚夜班，晚夜班后要保证足够的休息。工作之余可恰当参加丰富多彩的业余活动，安排好工作、学习、生活作息时间，以缓解身心疲劳，摆脱焦虑、烦恼，调整好身心的状态才能更好地工作。

第 4 节　沟　通　理　论

沟通（communication）是人与人之间信息交流的手段。对于护理工作来说沟通有着重要的意义。一方面护理人员良好的沟通，可取得护理对象的信任，建立良好的护患关系，获得有关护理对象健康的信息，实现对护理对象全面的帮助与服务；另一方面，有效的沟通也是护士与其他医务人员顺利开展工作的前提。

一、概述

（一）沟通的概念

沟通又称交流，是人与人之间交换信息、观点或情感的过程。本章的沟通为人际沟通，指人与人之间通过语言或非语言行为进行相互传递信息、思想、情感等的过程。

（二）沟通交流的基本要素

一个完整的沟通过程由以下六个基本要素组成。

1. 沟通当时的情境　是指沟通发生时的环境。为了有效沟通，参与者需在物理场所、沟通时间等方面做好准备，这样才能减少不适感，如优雅的环境等。

2. 信息发出者　是信息的来源者，是沟通的主动方，它可以是个人，也可以是团体。信息发出者对信息的理解和表达受社会文化、受教育水平和沟通技巧的影响。

3. 信息　指信息发出者要传递的思想、情感、意见或观点等。信息的种类是多样化的，如语言、文字、图表、身体姿势或面部表情。

4. 途径　指信息由一方传递到另一方所通过的方式，是信息传递的手段，通常与听觉、视觉、触觉、味觉等相关。例如，新患者入院时，护士面带微笑表达对患者的热情与关心。

5. 信息接收者　指信息要传递的对象，是接收信息的人。信息接收者对信息的接受和理解同样受其社会文化、受教育水平和沟通技巧的影响。

6. 反馈　指信息传递者和接收者彼此之间的回应。在沟通过程中，信息传递者需时时注意接收者的反馈，确保所传递的信息被接收。

二、沟通的内容

（一）沟通的层次

美国心理学家鲍威尔（Powell）认为，沟通大致可以分为以下几个层次。

1. 一般性沟通　又称为礼节性沟通，是参与程度最低、分享最少的沟通方式。一般

考点
沟通交流的基本要素

考点
沟通的层次

只是一些表面的、肤浅的社交应酬性话题，如彼此的简单问候"您好吗?""我很好，谢谢!""今天天气真好。"等。当护士与患者第一次见面时，使用一般性交谈会有利于打开局面和引出话题，向深层转移，让患者说出有意义的信息。

2. 陈述事实的沟通 是一种客观地陈述事实的沟通，不加入个人意见或牵涉人与人之间的关系，如"我今年45岁""今年我做了阑尾手术"等。

3. 分享个人的想法 沟通的双方建立起了信任感，除了传递信息，一方愿意将自己的想法、认识说出来与对方分享。如患者表达自己对治疗的看法，护士要表示对患者的理解。

4. 分享感觉 双方在彼此信任、有安全感的基础上所进行的沟通。个体很愿意告诉对方自己对一些事务的感受，彼此分享。护士应以真诚的态度取得患者的信任，给予患者安全感。如患者的检查结果是良性而不是恶性时，见到任何一个护士就说此消息，护士也应真心为患者感到高兴。

5. 一致性沟通 是沟通的最高层次，指沟通双方达到了分享彼此感觉的最高境界，对语言的理解和非语言的行为判断达到高度一致，或无须语言便知对方的体验、感受或所要表达的信息。

在人际沟通中，每种层次都会出现，不同对象应选择不同的沟通层次。在护理工作中，应让患者选择自己所希望的沟通层次，给予安全感，不可强求，否则会适得其反。

（二）沟通的基本方式

考点
沟通的基本方式

沟通的基本方式可以分为两类，即语言性沟通和非语言性沟通。

1. 语言性沟通 是指使用语言或文字所进行的沟通，是人类社会交往中的重要组成部分。护士在收集资料、介绍环境、治疗配合等过程中，都要使用语言与患者进行交流与沟通。为了达到有效的沟通，须注意以下几个方面。

（1）沟通双方使用相同的语言：如一位英国人不会说汉语，在中国某医院住院时，护理人员应使用英语与其交流，给予患者安全感。

（2）沟通双方对相同的语言有相同的理解：护士在与患者沟通过程中应避免使用专业术语，以确保患者理解信息的内容。

（3）根据沟通的内容灵活运用语言交流技巧：如选择合适的时间、恰当的词汇，且语言要简单、清晰、易理解，富有幽默感。

2. 非语言性沟通 是指通过肢体语言传递信息的沟通形式，包括面部表情、身体姿势、语气、语调、手势、眼神等。

（1）非语言性沟通的特点

1）情景性：相同的非语言符号在不同的情景中表达不一样的意义。如流泪既可表达为高兴、幸福，也可表达悲痛、生气。

2）整体性：可同时使用多个躯体器官传递信息。如生气愤怒时，常常会呼吸急速、瞪眼、咬牙切齿、握拳等。

3）可信性：非语言信息具有更高的可信度，一个人的真实情感很难被控制或掩饰。如说谎时，会不由自主地动身体、摸下颌及头发等，很容易被对方看穿而引起怀疑。因此护士要注意自己的非语言性表达、控制自己的肢体，同时要学会善于观察护理对象的非语言信息，以免错失有价值的信息。

（2）非语言性沟通的形式

1）肢体语言：包括仪容、仪表、面部表情、身体姿势等。仪容、仪表可反映人的社会地位、自我修养；面部表情是非语言性沟通中表达最丰富的，可以表现高兴、生气、愤怒、厌恶等情绪；身体姿势和步态可以反映一个人的情绪、态度、健康状况。

2）类语言：指伴随语言产生的声音，包括音质、音调、音量等。不同的语气、语调可以表达不同的情感。

3）空间效应：指沟通双方在进行沟通时有意识地控制彼此的距离。在社会交往中，人们会有意识或无意识地保持一定的距离。当个人空间受到威胁时，人们就会产生防御性反应。如一个人去一个陌生的地方，会与陌生人保持一定的距离，给予自身安全感。

三、影响沟通的因素

人际沟通是一个繁杂的过程，沟通的有效性受到很多因素的影响，主要有以下几方面。

（一）个人因素

1. **生理因素**　任何一方身体有不适，如疲倦、疼痛、饥饿等都会影响沟通的效果。

2. **情绪因素**　只要有一方处于情绪不稳定状态或有愤怒、焦虑等不良情绪时，都会影响信息的传送与接受，影响沟通效果。

3. **知识水平**　双方教育文化水平不同，对事物的理解就会有差异。

4. **社会背景**　不同的地区、风俗习惯，不同的职业、经历可导致不同的价值观，表达思想、意见的方式不同。

（二）环境因素

1. **物理因素**　主要指环境的安静、舒适度，包括适宜的温度、湿度、光线等。

2. **社会因素**　环境的隐蔽性、安全性和良好的人际关系有助于沟通进行。

（三）沟通技巧因素

1. **改变话题**　谈话过程中护士随意转移话题或任意打断对方，护理对象会感觉护士不愿意听他说话，会不愿意说出有价值的信息。

2. **主观判断或有异议**　护士不为护理对象考虑，只站在自己的立场，根据自己的主观判断作出结论，如"你不该这样""你的看法是错误的"等。或对护理对象的错误观点不假思索地进行反驳，这样会导致沟通中断，引起护理对象的反感，护士与护理对象的沟通将局限于低层次。

3. **虚假**　不适当承诺或保证会让护理对象觉得护士虚假不诚实，对护士产生不信任感。如护士为了安慰患者，说一些敷衍了事的话，护理对象就会觉得护士不尊重、不理解自己，沟通效果不佳。

4. **言行不一**　护士语言和非语言表达的信息不一样，护理对象会从护士的表现猜测自己的病情，感觉护士没有说实话，很容易产生误解，使护理对象不愿再沟通下去。

5. **倾听时缺乏耐心、专注力**　护士忙于工作时，打断护理对象的谈话或者心不在焉，护理对象会受到伤害，冷却或浇灭了谈话的热情。

考点
影响沟通的因素

四、促进沟通的技巧

为了使沟通顺利进行，护理人员必须掌握一些沟通技巧并合理应用，赢得患者的信任，建立良好的护患关系，从而获得患者有价值的信息，以便为患者制订护理方案，促进患者早日康复。

（一）倾听的技巧

倾听是依靠听觉器官接收言语信息，进而通过思维活动达到认知、理解的全过程；它并不只是简单地听别人说话，而应"整个人"参与进去观察了解对方所要表达的全部信息。倾听除了要听取对方讲话的声音并理解其内容外，还需注意其声调、表情、身体语言等非语言行为所传递的信息。倾听是有效沟通的必要部分，常用的技巧有以下几点。

1. **参与**　要一心一意、全神贯注地听，以显示对对方的重视。

（1）坐下来谈话时，与护理对象保持适宜的距离，一般保持在 0.5～1m 的距离较为合适。

（2）取舒适的姿势，保持身心放松，身体可稍向对方倾斜。

（3）与对方要有目光交流，避免出现坐立不安、东张西望等注意力不集中的做法。

（4）及时地回应和鼓励对方，如可以点头或说"是""我理解""我知道"等，表示你在注意听，一直关注着对方，以鼓励其继续说下去。

2. **核实**　将自己的理解反馈给对方，核实的方法有以下几种。

（1）复述：可将护理对象的话重复一遍，不加任何评论和意见。如针对患者所说的"我很累"，护士可以复述为"你感觉很累，是吗?"

（2）澄清：将护理对象模糊、不完整的或不明确的信息，提出疑问，以得到明确的信息。可以用如"对不起，我并不是十分明白，您的意思是……""麻烦您再说一遍"等。

（3）总结：用简单、明了的语言将护理对象所表达的内容重复一遍，以核实自己的理解。

3. **反应**　将护理对象所说的全部内容回述给对方，尤其是护理对象语句中隐含的意义，使对方明确你已全部理解他的意思，从而达到良好的沟通效果。

（二）组织交谈的技巧

1. **交谈的种类**

（1）根据交谈的目的：分为发现问题式交谈和解决问题式交谈。前者是为了收集资料以发现问题；后者是对某些特殊的问题讨论，以提供解决问题的处理方法。

（2）根据交谈的方式：分为自由式交谈和结构式交谈。自由式交谈中交流是开放的，没有固定的问题和程序，双方都处于放松自然状态，护士可以根据谈话目的对护理对象灵活提问，对方也可以自由表达；结构式交谈一般由护士按照预先设计的问题向护理对象提问，交谈的内容有所限制，气氛较呆板、不灵活，但它节省时间。

2. **交谈阶段**　一般有目的的交谈可以分为四个阶段。

（1）准备阶段：护士在交谈前应做好充分的准备。了解患者的情况，确定交谈的目的、内容、时间和环境，并做好自身与患者的准备。

（2）开始阶段：沟通时要建立良好的第一印象，以免造成不良影响。护士应注意有礼貌地问候患者，并自我介绍，解释谈话的目的和时间等，并告诉患者可以随时提问和纠正，以真挚诚恳的态度赢得对方的信任。

（3）展开阶段：随着交谈的进行，护士可通过提出问题把谈话引向设定的重点上，简单，明了，避免使用专业术语，对于不同文化背景、职业等的患者运用不同的表达方式，把握好问题、对方的反应、非语言的沟通表达。

（4）结束阶段：把握好时间，停止提出新的问题，告诉患者会谈将要结束，对谈话内容进行总结，可向患者提出意见和核对信息，顺利结束本次谈话。为下次谈话打好基础。

交谈时，为了避免信息遗漏，护士应作好记录。为了防止患者的误会，应提前向对方说明记录的原因。记录要简明、扼要，主要是倾听。除交谈技巧外，护士还可应用沉默、触摸、安慰等沟通技巧，以促进有效沟通。

自测题

A₁/A₂ 型题

1. 一般系统论的创立者是
   A. 贝塔朗菲　　B. 马斯洛　　C. 奥瑞姆
   D. 罗伊　　　　E. 佩斯劳

2. 与外界环境不断进行物质、能量和信息交换的系统是
   A. 自然系统　　　　B. 人造系统
   C. 闭合系统　　　　D. 物质系统
   E. 开放系统

3. 家庭是社区的
   A. 超系统　　　　B. 人造系统
   C. 静态系统　　　D. 动态系统
   E. 子系统

4. 按照一般系统论的观点，对护理实践的认识不妥的是
   A. 护理系统中患者是支配全局的主导者
   B. 人是由许多子系统组成的一个整体
   C. 整体护理就是把人看作一个整体系统
   D. 每个子系统的变化可以影响整个系统
   E. 护理的目的就是维护机体各系统的平衡

5. 将个人作为一个系统，属于人的超系统的是
   A. 组织　　　　　B. 家庭成员
   C. 家庭　　　　　D. 细胞
   E. 器官

6. 护理程序的理论框架是
   A. 人类基本需要层次论

B. 一般系统论
C. 成长与发展理论
D. 应激与适应理论
E. 人际沟通理论

7. 家庭作为一个系统，其超系统是
   A. 细胞　　　　B. 器官　　　　C. 社区
   D. 个体　　　　E. 邻居

8. 按照马斯洛的人的需要层次理论，生理需要满足后，则应满足
   A. 安全需要　　　　　B. 爱的需要
   C. 尊重需要　　　　　D. 社交需要
   E. 自我实现的需要

9. 下列哪一项是应最先被满足的需要
   A. 食物　　　　B. 水　　　　C. 睡眠
   D. 排泄　　　　E. 氧气

10. 关于需要层次理论下列哪种说法是正确的
    A. 人需要的从低到高有一定层次性，这是绝对固定的
    B. 同一时期个体可存在多种需要，人的行为由这些需要综合决定
    C. 通常是在一个层次的需要被满足之后，更高一层次的需要才出现，并逐渐明显
    D. 当较高层次需要发展后，低层次需要对人的行为影响就消失了
    E. 层次越低的需要，满足的方式越有差别

11. 根据需要层次理论下列需要排列优先顺序正

确的是

A. 水电解质平衡、感官刺激、发挥自我潜能、受到赞扬、友情

B. 氧气、活动、免受伤害、良好人际关系、有尊严

C. 尊重、休息、营养、友谊、家庭和睦

D. 循环、免受伤害、体温、娱乐、事业有成

E. 睡眠、增加生活乐趣、营养、有尊严、爱情

12. 根据需要层次理论，属于安全需要的是

A. 氧气   B. 睡眠   C. 住所
D. 自卑   E. 孤独

13. 人本主义心理学的创立者是

A. 荣格   B. 马斯洛
C. 弗洛伊德   D. 皮亚杰
E. 贝塔朗菲

14. 压力理论之父是

A. 席尔   B. 拉扎勒斯   C. 伯纳德
D. 霍姆斯   E. 拉赫

15. 患者由于患了甲状腺癌产生恐惧，属于哪一种压力源

A. 躯体性   B. 社会性   C. 心理性
D. 文化性   E. 专业性

16. 人的应激反应中，最常见的情绪反应是

A. 恐惧   B. 愤怒   C. 焦虑
D. 抑郁   E. 沮丧

17. 下列哪一个不是适应的层次

A. 生理层次   B. 心理层次
C. 社会文化层次   D. 技术层次
E. 躯体层次

18. 下列哪项不属于心理反应及适应

A. 认知反应   B. 社会文化
C. 情绪   D. 行为
E. 心理防御机制

19. 沟通的层次不包括

A. 一般性沟通   B. 陈述事实的沟通
C. 分享感觉   D. 一致性沟通
E. 语言沟通

20. 在沟通中保证信息无误的技巧是

A. 自我暴露   B. 沉默
C. 小结   D. 接纳
E. 容忍

21. 在沟通中常保持的距离是

A. 1m   B. 2m   C. 3m
D. 1.5m   E. 4m

22. 不利于患者抓住交谈主题的是

A. 事先了解患者资料
B. 准备交谈提纲
C. 从主诉开始引导话题
D. 解释患者的提问
E. 随意提出新话题

23. 责任护士对患者进行资料收集，以下不对的是

A. 通过医生病历获得体格检查的健康资料
B. 通过与患者交谈获得其他健康资料
C. 通过观察患者的非语言行为了解客观资料
D. 通过与患者家属交谈获得一定的信息
E. 通过实验室检查报告获得客观的健康资料

24. 在进行沟通时，影响沟通并使双方产生不信任感的行为是

A. 双眼注视对方
B. 全神贯注倾听
C. 及时评论对方所谈内容
D. 倾听时特别注意对方的弦外之意
E. 言语简单明确

25. 沟通的最低层次是

A. 陈述事实的沟通   B. 一般性沟通
C. 分享感觉   D. 一致性沟通
E. 非语言性沟通

26. 当某患者与护士谈论他的病情说："我最近头晕得厉害，估计是贫血更严重了。"这两人的沟通层次属于哪一个

A. 陈述事实的沟通   B. 一般性沟通
C. 分享个人的想法   D. 一致性沟通
E. 分享感觉

（张艳培）

第6章

护理理论与模式

每一门专业或学科都有自己特定的理论作为实践的基础。护理理论阐述的是与护理专业有关的现象,自20世纪50年代后,由护理专家们通过不断探索而建立起来的理论,从不同角度对护理现象进行解释,对护理学四个基本概念进行描述,对其相互间的关系进行逻辑推理、归纳演绎。本章介绍奥瑞姆的自护理论、罗伊的适应模式、纽曼的系统模式,这些理论的着眼点、侧重点各有不同,并相互补充,为护理实践、护理教育、护理科研和护理管理提供了科学依据。

第1节　奥瑞姆的自护理论

案例 6-1

赵某,男,55岁,因晚饭后散步时突发心前区剧烈疼痛急诊入院。入院后立即行冠状动脉造影,造影显示左前降支完全阻塞,心导管手术安放支架3个。返回病房时查体:T 36.6℃, P 80次/分, BP 135/80mmHg,疼痛缓解。患者住院9天,病情平稳后出院。

问题: 在疾病不同阶段,如何做好该患者的护理?

自护理论(theory of self-care)是奥瑞姆(Dorothea Orem, 1914—2007年)于1971年提出的,该理论认为个体应对与其健康有关的自我护理负责,并强调护理的目的是恢复和增强护理对象的自护能力。奥瑞姆自护理论主要论述了三个问题,即什么是自理,何时需要护理,以及护士如何提供护理。自护理论已成为国际上最富影响力的护理理论之一,在护理教育、护理实践、护理管理和护理研究领域应用广泛。

一、奥瑞姆自护理论的基本内容

链 接 奥瑞姆简介

奥瑞姆是美国著名的护理理论家,1914年出生于美国的马里兰州,1932年完成初级护理教育,后来分别于1939年和1945年获美国天主教大学护理学士学位及护理教育硕士学位,1976年获乔治城大学荣誉博士学位。奥瑞姆护理工作经验丰富,曾任临床护士、护士长、护理教育专家等,在临床护理、护理教育和管理方面有着丰富的经验。20世纪50年代末开始致力于护理现象及本质的研究,1959年发表了《护理是对人提供自理照顾的职业》一文,1971年出版了其理论代表著作《护理:实践的概念》,该书自出版以来多次修订再版,每一次再版奥瑞姆都会结合护理专业的发展对自己的理论进行完善,使之对护理实践更具指导作用。

奥瑞姆的自护理论主要包括三部分:自护理论、自我护理缺陷理论和护理系统理论。其中,自护理论描述了什么是自护、自护能力、自护需要;自我护理缺陷理论解释了人

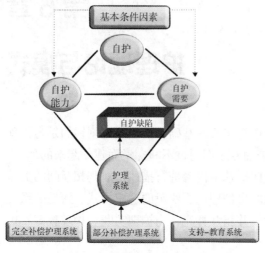

图 6-1　自护理论示意图

什么时候需要护理；护理系统理论则阐述了如何通过护理系统帮助个体满足其自理需求（图 6-1）。

（一）自护理论

奥瑞姆认为每个人都有自护需要，这种自护需要随着个人的健康状况及生长发育的变化而不同。正常情况下，人有能力满足自己的各种需要。当自护需要小于或等于个人的自理能力时，人就能自护。

1. **自护（self-care）**　又称自理、自我护理、自我照顾，是个体为维持生命、健康和功能完好，而采取的一系列自发性调节行为和自我照顾活动。自护活动并非是天生就具有的本能，而是个体在成熟过程中通过学习获得的，贯穿于人的日常生活之中，正常成年人都能进行自护活动。但婴幼儿、老年人、残疾者等由于其自身原因导致个体的自护活动受限，需要依赖于他人的照顾。

2. **自护能力（self-care ability）**　指个体进行自护活动的能力，即人的参与自我照顾、完成自理行动的能力。自护能力受个体的年龄、生活经历、健康及经济状况、行为习惯、学习能力、社会文化背景、健康服务系统等因素的影响。奥瑞姆认为人的自护能力包括以下 10 个方面：①重视和警惕健康危害因素的能力；②控制和利用体能的能力；③适当调整体位的能力；④认识疾病和预防复发的能力；⑤正确对待疾病的态度；⑥对健康问题的判断能力；⑦学习和运用疾病治疗和康复相关知识和技能的能力；⑧与医务人员有效沟通并配合治疗的能力；⑨安排自我照顾行为的能力；⑩寻求恰当社会支持和帮助的能力。

3. **自护需要（self-care requisites）**　指个体在特定时期满足自我照顾的需要。自护需要包括以下三方面。

（1）一般性的自护需要：日常生活需要，是个体为了生存及繁衍的共同需要，因年龄、发育、环境等不同而不同。主要包括：①摄入足够的空气、水和食物；②排泄代谢产物；③维持活动与休息的平衡；④正常的社会交往活动；⑤避免有害因素对机体的刺激；⑥促进人的整体功能与发展。

（2）发展性的自护需要：指人在生命成长发展过程中各阶段特定的需要，以及在某种特定状况下出现的需求。包括①特定发展时期的特殊需要：如婴幼儿期应养成良好的饮食习惯、排泄习惯等；青少年期需正确认识自己的第二性征、学习社会和文化知识，学会自我认知及与人相处；成年期要有稳定的工作、收入、婚姻，事业有所成就等。②特定状况下的特殊需要：当个体在成长发展过程中遇到不利境况时，有预防和处理这些不利情景、减少或消除不良后果的需求。如失去家人或亲友、失业、搬迁等时，个体都会出现如何应对的需求。

（3）健康不佳时的自护需要：指个体发生疾病、遭受创伤及特殊病理变化等情况或在诊断治疗过程中产生的需要。包括以下几种。

1）与疾病或损伤的状况有关的自护需要：①寻求恰当的医疗性帮助的需要；②认识并应付病理状态的影响和后果的需要；③改变自我概念，接受并适应自身健康状况的改变和需要照顾的事实，学会在病理状态下生活的需要。

2）与目前的治疗情况有关的自护需要：①有效地遵循诊断、治疗和康复措施，以预防并发症出现的需要；②认识、应付或调整治疗带来的不适或不良反应的需要；③根据治疗，改变生活方式的需要。

（二）自我护理缺陷理论

自我护理缺陷理论（theory of self-care deficit）是奥瑞姆自护理论的核心，主要阐述了个体什么时候需要护理。奥瑞姆认为：在某一特定的时间内，个体有特定的自护能力及自护需要，当个体的自护能力不能满足其自护需要时，就出现了自护缺陷，此时个体就需要护理的介入和帮助，因而，是否存在与健康有关的自护缺陷是确定护理对象是否需要专业护理的标准。

自护缺陷可分为两种情况：一种是个体的自护能力无法满足自己的治疗性自护需求；另一种是照顾者的自护能力无法满足被照顾者的治疗性自护需求，如缺乏育儿经验的父母不能满足小儿的自护需求。

（三）护理系统理论

在护理系统理论（theory of nursing system）中，奥瑞姆主要阐述了个体自护不足时如何通过护理系统帮助满足其自护需要。根据患者自护需求和自护能力，奥瑞姆将护理系统分为 3 种，即完全补偿护理系统、部分补偿护理系统和支持-教育系统，选择哪种护理系统需根据患者的自护需要和自护能力而确定。在护理系统理论中，奥瑞姆明确了护士的责任、护士和患者应承担的角色和功能、护患关系存在的依据等（图 6-2）。

考点
自护、自护能力、自护需要的概念及内容

考点
自我护理缺陷理论的内容

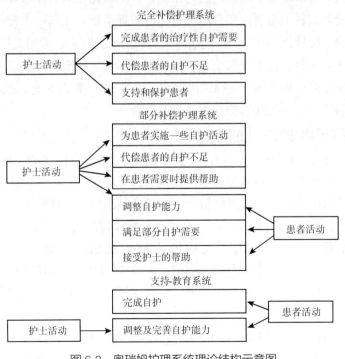

图 6-2　奥瑞姆护理系统理论结构示意图

1. **完全补偿护理系统**（the wholly compensatory nursing system）　患者没有自护能力，所有的自护需要完全依靠护士完成，护士必须"替"患者做所有的事以满足其自护需要。适用完全补偿护理系统的患者根据不同的身体情况分为三种：①患者在心理和身体上均没有从事自护的能力，如昏迷或麻醉未醒的患者；②患者意识清楚，知道自己的自护需要，但体力上没有能力去完成，如高位截瘫的患者；③患者虽然具备完成自护需要的体力，但存在智力和精神障碍，不能作出有关自护的合理判断和决定，如精神病患者、重度智力残疾者。

2. **部分补偿护理系统**（the partly compensatory nursing system）　患者有能力满足自己的一部分自护需要，另一部分自护需要的满足需要护士协助完成，即护士"帮助"患者完成自护活动，在这一过程中护士和患者双方共同起作用。部分补偿护理系统根据程度的不同，分为以患者完成自护需要为主和以护士协助完成自护需要为主这两种情况。如上肢骨折的患者，自己能满足大部分自护需要，以患者完成自护需要为主，但仍需要护士提供不同程度的帮助，如协助完成口腔清洁、肢体活动、如厕和帮助更换敷料等。因此，在部分补偿护理系统中，为满足患者的自护需要，需要护士和患者的共同努力。

3. **支持-教育系统**（the supportive-educative system）　患者有能力执行或学习一些必要的自护方法，有能力完成全部自护活动，但需要在护士的教育和支持下才能完成。护士的角色是促进、提高患者的自护能力，不需要"替"患者做或"帮助"患者做，只需为患者提供心理上的支持、技术上的指导以及促进发展的环境。如护士教会高血压患者如何自我照顾，包括监测血压、饮食控制、遵医嘱服药、适度锻炼。

奥瑞姆认为护理系统是个动态的行为系统，护士要充分地估计患者的自护能力，根据患者的自护能力和自护需要选择与之相适应的护理系统，在同一患者的不同病情阶段可以使用不同的系统进行护理。如择期手术患者，刚入院时可以采用支持-教育系统，术前准备期可能转为部分补偿护理系统，术中及术后早期为完全补偿护理系统，术后恢复期又可转为部分补偿护理系统，而到了出院前又转为支持-教育系统。总之，选择有效的护理系统的目的就是选择最佳的护理方法帮助患者。

二、奥瑞姆自护理论中的四个基本概念

1. **人**　奥瑞姆认为人是一个有自护能力的个体，是由生理、心理、社会组成的整体。人有学习和发展的能力，人不是通过本能而是通过学习行为获得自护能力。若个体无法达到自护时，则由他人学习后再提供给他，护理就是其中的一种形式。

2. **健康**　奥瑞姆认为健康是一种没有病痛、伤害与疾病，且能够自我护理的状态。良好的生理、心理、人际关系和社会适应状态是人体健康不可缺少的组成部分，这几方面不可分割。自护对维持健康状态是必需的，而健康照顾包括以促进和保持健康为主要目的的初级保健、以治疗疾病为主要目的的二级保健、以预防并发症为主要目的的三级保健。

3. **环境**　奥瑞姆认为环境是"存在于人的周围并影响人的自护能力的所有因素"，包括物理、社会等方面的因素。人生活在社会中，自我帮助和帮助他人都被认为是有价

考点
护理系统的分类及适应证

值的活动。如每个人都希望能进行自我护理，对自己的健康负责；同时对那些不能自我满足自护需要的人（如患者、老年人、残疾人等），大多数社会能接受并根据其自护能力提供帮助。

4. 护理　奥瑞姆认为护理的目的是预防患者的自护缺陷发展，并为有自护缺陷的个体提供治疗性自护帮助。护理活动以自护这一观念为基础，根据人的年龄、个体发展、健康状况、社会文化背景等选择不同的护理系统，当个体健康状况得到恢复或当个体已学会如何进行自护时，护理活动也就逐渐减少或中止。

三、自护理论在护理中的应用

奥瑞姆将自护理论与护理程序有机地结合起来，通过有效的评估方法和工具，评估患者的自护能力与自护缺陷，明确护士的角色功能，形成了以自护理论为基础的三步式护理程序。

（一）护理诊断与处置

这一步相当于一般护理程序中的评估和诊断两个步骤，目的是确定患者存在哪些方面的自护缺陷以及引起自护缺陷的原因，具体内容如下。

1. 收集资料　评估患者的健康状况和自理能力，主要通过护理查体，对患者的观察，阅读病历、化验单，以及通过与患者、患者家属、医生的交谈获得。

2. 分析与判断　针对收集的资料进行分析与判断，如患者目前和今后一段时间内有哪些治疗性自理需要，患者为完成这些自理活动需要具备哪些自理能力；患者是否存在自理缺陷，自理缺陷表现在哪些方面，自理缺陷的原因是什么；患者在自理能力方面还有哪些潜力。

（二）设计与计划

首先应根据患者的自护需要和自护能力，选择一个恰当的护理系统。然后结合患者的自护需要制订详细的护理计划，特别是制订帮助患者的具体措施，以达到恢复和促进健康、增进自护能力的目的。针对如何提供护理，奥瑞姆提出了五种具体护理方式。

1. 替患者做　即由护士代替患者完成自理活动，满足治疗性自理需要，如帮助昏迷患者翻身，为术后患者换药、输液等。

2. 指导患者做　如指导卧床患者进行床上活动和功能锻炼等。

3. 为患者提供生理和心理支持　如为癌症患者提供心理支持、疼痛管理等。

4. 提供促进患者发展的环境　如为活动不便的老人进行居家环境的改造，在厕所安装扶手、去除门槛等。

5. 提供与自理有关的知识和技能的教育　如指导糖尿病患者胰岛素注射的方法等。

（三）实施与管理

在前两步的基础上，护士根据选择的护理系统和制订的护理计划提供恰当的护理措施，然后观察和评价患者的反应，根据患者的自护需要和自护能力的改变，调整所选择的护理系统，修改护理方案。

第 2 节 罗伊的适应模式

案例 6-2

　　王某，男，60 岁，1 天前因与子女吵架，心绞痛频繁发作入院。诊断：冠心病。体检：T 36.6℃，P 80 次/分，R 22 次/分，BP 138/92mmHg，身高 170cm，体重 80kg。实验室检查：WBC 4.5×10^9/dl，肌钙蛋白（－），血糖 5.20mmol/L，三酰甘油 1.51mmol/L，总胆固醇 6.12mmol/L，低密度脂蛋白 3.96mmol/L，高密度脂蛋白 0.94mmol/L。患者丧偶，退休，与儿子、儿媳共同居住，关系较差，30 余年吸烟史，10 余年高血压病史，平时脾气暴躁。

问题： 请根据患者的情况制订正确的护理计划。

　　适应模式是美国护理理论家卡莉斯塔·罗伊（Callista Roy）于 20 世纪 70 年代在一般系统论、行为系统模式、适应理论、压力与应激理论、压力与应对模式及基本需求理论的基础上，创造性提出的。罗伊适应模式探讨了人的适应机制、方式及过程。人是一个整体适应系统，人的生命过程是对各种刺激因素不断适应的过程，护理的目的就是要促进人的适应性反应及提高人的适应性，以提高人的健康水平。

一、罗伊适应模式的基本内容

　　罗伊适应模式以适应（adaptation）为核心，主张人是一个整体性适应系统。人作为一个整体的适应系统在结构上分为 5 个部分：输入、控制、效应器、输出和反馈。其中，输入过程由刺激和个体适应水平组成；控制过程是指个体的应对机制，分为生理调节和认知调节；这两种应对机制作用于效应器上，成为适应方式，即生理功能、自我概念、角色功能和互相依赖 4 方面；输出部分是人最终产生的行为，分为适应性反应和无效性反应；这两种反应又会作为新的反馈作用到人体适应系统中。适应模式基本结构图见图 6-3。

考点
罗伊适应模式的基本结构

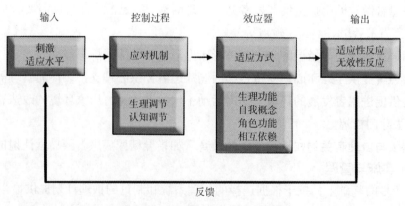

图 6-3　罗伊适应模式基本结构图

（一）输入

输入包括刺激与适应水平两部分

1. 刺激（stimuli）　指来自外界环境（如空气、光线、声音等）或人体内部（如疼痛、体温、血压等）的可以引起个体反应的信息、物质或能量单位。罗伊将这些刺激分为 3 类：

（1）主要刺激：指人所直接面对的、引起人体最大程度变化的刺激。如一位术后的患者，术后两三天内，疼痛可能是主要刺激。主要刺激也处于不断的动态变化过程中。随着疼痛的减轻及其他问题的出现，疼痛不再是主要刺激。

（2）相关刺激：指除主要刺激外对人的行为变化有影响的其他内、外部刺激。相关刺激对机体产生的影响可能是负性的，也可能是正性的。如对于焦虑的患者，听一些舒缓的轻音乐有助于缓解焦虑，因此，焦虑是患者的主要刺激，而轻音乐便是一个正性的相关刺激。

（3）固有刺激：指原有的、构成本人特质的刺激，与当时的情景有一定联系，但不易确定或未得到证实。如个人的经验、态度、个性、嗜好等。如长期吸烟的心绞痛患者面临的主要刺激是心肌缺血；相关刺激是冠状动脉硬化狭窄程度、活动量、疼痛阈、环境温度等；固有刺激是有吸烟史等。

考点
主要刺激、相关刺激、固有刺激的概念

2. 适应水平（adaptive level）　指在一般情况下可实现适应性反应的刺激强度。

适应水平主要受个体的应对机制制约，它因人而异，并处于动态变化过程中，随时间、环境、条件的不同而变化。若把适应水平比作一条直线，则其适应区在该线上下两条虚线之间，这就是人的适应范围。当全部的刺激作用于适应范围以内，输出的将是适应性反应，反之，则输出无效性反应（图 6-4）。

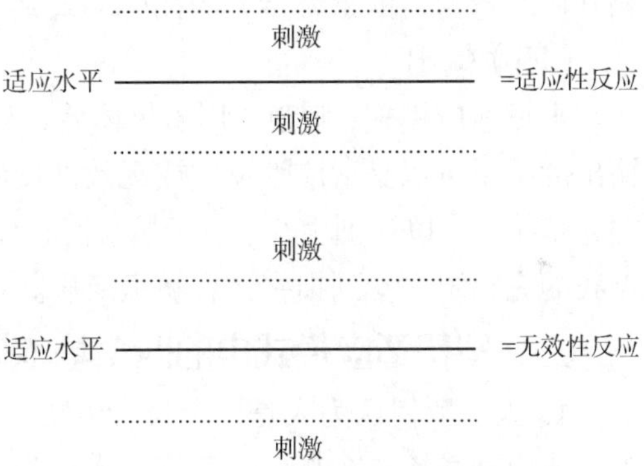

图 6-4　适应水平、适应范围示意图

（二）应对机制

应对机制（coping mechanism）指个体对外界或内在环境中刺激的内在应对过程。对于各种刺激，人们通过应对机制来完成自身系统的调节过程，罗伊把人的应对机制分为生理调节机制及认知调节机制。

1. 生理调节机制　这些应对机制是先天获得的。当刺激作用于机体时，机体通过神经-化学-内分泌途径进行调节而产生反应，称为生理调节。如呼吸的调节，当血中 CO_2 浓度增高时，会刺激颈动脉体与主动脉体的化学感受器，引起呼吸加速，增加 O_2 与 CO_2 的交换。

2. 认知调节机制　这些应对机制是通过后天学习获得的。认知调节机制主要通过大脑的高级功能，包括感知与加工信息、学习、判断、情感控制等过程，对刺激和行为进行调节与管理。当刺激作用于机体时，机体通过大脑皮质接受信息，经过学习、判断和情感变化等复杂过程进行调节。如有剧烈疼痛的患者，采取休息等一般措施不能缓解时，会到医院接受检查和治疗。这一行为是大脑接受信息，分析、判断和作出决定的过程，即认知调节过程。

人是一个完整的个体，遇到刺激时，生理调节机制和认知调节机制常需协调一致、共同发挥作用。

（三）适应方式

适应方式（adaptive mode）是人对刺激进行生理调节和认知调节后的效应器，是机体应对刺激后的反应和表现形式，包括生理功能、自我概念、角色功能和相互依赖4个方面。

1. 生理功能　与人的基本适应需要相关的生理需要，包括呼吸、循环、营养、排泄、活动与休息、水与电解质平衡、皮肤完整性等。反映的是人的生理健康水平。

2. 自我概念　指个人在特定时间内对自己的看法与感觉。自我概念包括躯体自我及人格自我。躯体自我即对自身的感觉和对身体形象的主观概念；人格自我即对自我的理想、期望、伦理、道德感等。自我概念主要是维持人的心理完整性，与人的心理健康有关。

3. 角色功能　指个体履行所承担的角色及满足社会对其所承担的角色行为期待的表现。人的角色可分为主要角色（儿童角色、老人角色等）、次要角色（教师角色、母亲角色等）及临时角色。

4. 相互依赖　指个体与其社会支持系统间的依存关系，包括爱、尊重、社交能力等。相互依赖行为目的是维持人的社会关系完整性，与情感和精神健康密切相关。

（四）输出

根据适应模式，刺激作用于机体后，人通过应对和调节最终产生的行为是系统输出。输出的结果可以是适应性反应或无效性反应。适应性反应有利于人适应刺激并维持自身的完整统一，以达到生存、成长、繁衍和自我实现的目的。而无效性反应不能适应刺激，自我的完整统一受到损害，容易患疾病。

二、罗伊适应模式中的四个基本概念

1. 人　罗伊认为人是一个具有生物、心理和社会属性的整体性适应系统，其包含整体、适应和系统3个概念。首先，人作为一个系统，是由各个部分在一起行动所形成的有生命的有机整体，其整体功能超越各部分功能的总和；其次，人是一种开放系统，处于不断与环境互动的状态，与外界环境持续存在着物质、能量和信息的交换；最后，为了保持自身的完整性，人要不断地去适应环境的变化。适应就是促进人的生理、心理和社会完整的过程与结果。

2. 健康　罗伊认为健康是人达到整合与完整的一种状态和过程，是人的功能处于对改变持续适应的状态。人的完整性表现为有能力达到生存、成长、繁衍和自我实现的目的。适应良好即表示健康。当人能够不断适应，即作出适应性反应时，就能保持健康；当人的应对无效，即作出无效性反应时，就会导致疾病。故可以认为健康是适应良好的一种反映。

3. 环境　环境的主要构成是人体内部与外部刺激。这些刺激因素有大有小，有积极的也有消极的。任何环境变化都需要个体去适应。

4. 护理　护理的作用是采取各种护理措施对作用于人的各种刺激加以控制，以促进人的整体适应性能力。因此，护理人员首先要有分辨各种刺激的能力，以便控制各种刺激，使所有的刺激都落在患者的适应范围内。为此，护士可采用以下措施：首先重点需要控制的是主要刺激，然后是相关刺激和固有刺激；其次，护理人员要能预测到患者无效性反应的发生，尽早强化其生理调节器和认知调节器，以防止不良适应的发生；最后，适应模式要求护士有责任维持患者的适应性反应，帮助、支持患者创造性地运用自身适应机制保持健康。

三、罗伊适应模式在护理中的应用

自 1970 年以来，罗伊的适应模式已用于多种急、慢性患者的护理工作中。罗伊适应模式与一般护理程序相结合，创造了以适应模式为基础的六步式护理程序，即一级评估、二级评估、护理诊断、制定目标、干预和评价。

（一）一级评估

一级评估又称行为评估，指护士收集患者生理功能（营养、排泄、活动等）、自我概念（躯体、人格自我）、角色功能（家庭、单位、社会等）和相互依赖（重要关系人、支持系统等）四个方面相关的输出性行为，以确定患者的行为反应是适应性反应还是无效性反应。

（二）二级评估

影响因素评估，是对影响患者行为的主要刺激、相关刺激、固有刺激的评估与分析，以帮助护士明确引发患者无效性反应的刺激因素。

考点
一级评估、二级评估的内容

（三）护理诊断

护理诊断是对护理对象适应状态的陈述或诊断。护士通过一级和二级评估，可明确患者的无效性反应及其原因，进而可推断出护理问题或护理诊断。

（四）制订目标

目标是对患者经护理干预后应达到预期结果的描述。护理目标是要通过相应的护理干预，使服务对象达到期望的行为改变。制订目标时护士应以护理对象为中心，且这些目标应是可观察、可测量和可达到的。

（五）干预

干预是护理措施的制订与落实。罗伊认为护理干预可改变或控制各种作用于适应系统的刺激，使其全部作用于个体适应范围内，促进适应性反应。控制刺激的方式有消除刺激、减弱刺激、改变刺激或增强刺激等。干预也可着重于提高人的应对能力、扩大适应范围，使全部刺激作用于个体适应范围内，以促进适应性反应。

（六）评价

评价是评价护理措施干预是否有效，然后根据评价结果再做计划的修订与调整，并进一步计划、实施护理措施。

第 3 节　纽曼系统模式

纽曼的系统模式是以开放系统、压力与适应理论为框架，用整体的方法看待人与环境的不断互动。该理论是由美国护理理论学家贝蒂·纽曼（Betty Neuman），在借鉴一般系统论、压力与适应理论、格式塔心理学（完形心理学）等理论的基础上形成的。该模式着重阐述了服务对象对其现存的或潜在的压力源的反应，以及如何恰当运用一级预防、二级预防及三级预防来维持、恢复系统的平衡，以提高人们的健康水平。

一、纽曼系统模式的基本内容

纽曼系统模式是以开放系统为基础所构建的护理模式。该模式重点阐述了 4 方面的内容：与环境互动的人、压力源、个体面对压力源的反应及对压力源的预防，这个整体系统可用一个核心和一系列的同心圆来表示其结构（图 6-5）。

（一）人

人是与环境持续互动的开放系统，称为个体系统。这个系统可以是一个人，也可以是家庭、群体、社区。该系统是一个与环境相互作用，不断进行物质、信息和能量交换的系统，其稳定水平是由基本结构、抵抗线、正常防御线、弹性防御线和系统 5 个变量间相互协调决定的。

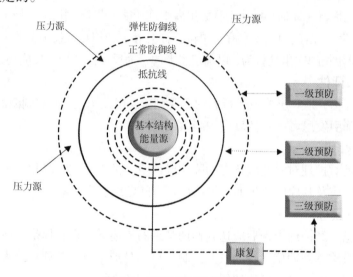

图 6-5　纽曼系统模式示意图

1. **基本结构**　位于核心部分，是机体的能量源。它由生物体共有的生存基本要素组成，如解剖结构、生理功能、自我结构、基因类型、反应类型、认知能力、体内各亚系统的优势与劣势等。基本结构位于同心圆的中心部分，基本结构一旦遭受破坏，个体便处于危险状态。

2. **抵抗线**　为紧贴基本结构外层的一系列虚线圈，由支持基本结构和正常防御线的一系列已知和未知因素组成，如白细胞、免疫功能以及其他生理机制。当压力源侵入正常防御线时，抵抗线被无意识地激活，若抵抗线功能有效发挥，它可促使个体恢复到正常防御线的健康水平；若抵抗线功能失效，可导致个体能量耗竭，甚至死亡。个体抵抗线的强弱与个体的生长发育情况、生活方式以及自身的经验等有关。

3. **正常防御线**　为弹性防御线内层的实线圈，位于弹性防御线和抵抗线之间。机体的正常防御线是个体在生长发育及与环境互动过程中，对环境中压力源不断调整、应对和适应的结果，是人在其生命历程中逐步建立的对外界压力源的正常反应范围，即通常的健康状态或稳定状态。因此，正常防御线的强弱与个体在生理、心理、社会文化、发展、精神方面对环境中压力源的适应与调节程度有关。当健康水平增高时，正常防御线扩展；健康状态恶化时，正常防御线萎缩。一旦压力源入侵正常防御线，个体即发生压力反应，表现为稳定性降低和疾病。与弹性防御线相似，正常防御线相对稳定，只是变化速度慢得多。

4. 弹性防御线　是正常防御线最外层的虚线圈，是保护基本结构的最外层防御机制。它位于机体正常防御线之外，是系统对压力源的最初反应或是系统的保护防线。当环境施加压力时，它是正常防御线的缓冲剂，可以防止压力源侵入系统；而当环境给以支持并有助于成长和发展时，它是正常防御线的过滤器。一般来说，弹性防御线越宽，距正常防御线越远，其缓冲、保护作用越强。弹性防御线受个体生长发育、身心状况、认知技能、社会文化、精神信仰等因素影响，失眠、营养不足、生活无规律、身心压力过大等都可削弱其防御效能。弹性防御线的主要功能是防止压力源入侵，缓冲、保护正常防御线。

以上3种防御机制，既有先天赋予的，也有后天学习的，抵抗效能取决于个体生理、心理、精神、社会文化、发展5个变量的相互作用。3条防御线中，弹性防御线保护正常防御线，抵抗线保护基本结构。当个体遇到压力源时，弹性防御线被首先激活，若弹性防御线抵抗无效，正常防御线遭到侵犯，人体发生反应、出现症状，此时，抵抗线被激活，若抵抗有效，个体又恢复到通常的健康状态。

考点
基本结构、抵抗线、正常防御线、弹性防御线的概念

（二）压力源

压力源（stressor）是指能突破机体的防线，产生紧张或引起系统失衡的所有刺激。压力源可来自个体系统的内部或外部；可为生理因素，也可为心理、社会文化、发展与精神等因素；压力源可独立存在，也可多种因素同时存在。纽曼将压力源分为3种。

1. 个体内压力源　指来自个体内部与内环境有关的压力，如愤怒、悲伤、焦虑、疼痛、失眠、自我形象紊乱、自尊紊乱等。

2. 人际间压力源　指来自两个或多个个体之间的压力，如夫妻、上下级或护患关系紧张等。

3. 个体外压力源　指来自个体外部的压力，如环境陌生、经济状况欠佳、社会保障系统缺乏等。其距离比人际间压力源更远。

（三）个体面对压力源的反应

纽曼赞同席尔提出的压力可导致全身适应综合征、局部适应综合征和压力反应的三阶段学说，指出压力反应不仅局限在生理方面，而且是生理、心理、社会文化、精神与发展多方面的综合反应，且并非所有压力反应对身体都有害，压力反应有时也可为正性的。

（四）对压力源的预防

纽曼认为护理的目的是通过护理干预来维持和恢复机体系统的平衡，护士可根据个体对压力源的反应采取不同水平的干预，可采取以下三种不同水平的预防措施来控制压力源或增强人体各防御系统的功能。

考点
一级预防、二级预防、三级预防的概念

1. 一级预防　当怀疑或发现压力源确实存在而压力反应尚未发生时采取的干预。其护理的重点是控制或减少压力源，加强弹性防御线的功能，目的是防止压力源侵入正常防御线，主要措施为减少或避免与压力源接触，巩固弹性防御线、正常防御线或降低压力源的强度，如健康宣教、预防接种等。

2. 二级预防　个体表现出压力反应，出现症状和体征时而采取的干预。二级预防的

目的是减轻或消除压力反应的症状，其护理的重点是帮助护理对象早期发现、早期治疗、增强抵抗线。具体可针对压力反应采取针对性的处理措施；强化抵抗线，保护基本结构，以促进个体系统稳定性恢复，如流感患者服用感冒药等。

3. **三级预防** 积极治疗后或机体达到一定的稳定程度时，为能彻底康复、减少后遗症而进行的干预。三级预防的目的是帮助个体重建，促进个体系统获得并维持尽可能高的稳定性和健康状态，防止复发。如卒中患者病情好转后，通过恰当的康复锻炼等减少后遗症的发生。

二、纽曼系统模式中的四个基本概念

1. **人** 纽曼认为，人是一个多维的、整体的开放系统，是由生理、心理、社会文化、精神、发展的 5 方面因素构成的综合体，这 5 方面因素彼此关联，与周围环境相互作用，不断进行物质、信息和能量的交换。纽曼还认为，护理学中人的范围不能仅局限在个体，还应该包括家庭、群体、社区。对人的诠释和人的整体观是纽曼系统模式的核心内容。

2. **健康** 纽曼认为健康是一种动态的过程，是个体系统在压力源的正常反应范围内所达到的稳定和协调状态。受基本结构以及个体对环境中压力源的调节与适应的影响，人在其整个生命过程中可处于不同水平的健康状态。

3. **环境** 所有影响人的内外环境因素均属于环境。环境中存在着许多已知的、未知的压力源，这些压力源对个体系统有不同的潜在威胁。环境分为 3 类，即内环境、外环境和自生环境。内环境指个体内在的影响因素或压力源，如情绪不稳定、营养不良等；外环境指外界环境中能影响人的因素，包括人际间关系及社会因素，如气候、大气环境等；自生环境指人在不断地适应内外环境的刺激过程中所产生的环境。

4. **护理** 纽曼认为护理就是关注引起个体压力反应的所有相关变量的独特专业。护理活动是重建个体系统对来自机体内部和外部压力源的应对并使其到达适应的过程。护理的目标就是正确评估压力源、可能产生的压力反应，护理任务就是对压力源及其压力反应精确评估，采取正确的干预措施，以避免或减少压力源对个体系统的影响，恢复、维持和促进护理对象的稳定、和谐与平衡，从而帮助护理对象沿着健康的方向发展。

三、纽曼系统模式在护理中的应用

纽曼将系统模式与一般护理程序相结合，发展了以护理诊断、护理目标和护理结果为步骤的工作程序。

（一）护理诊断

护士首先需要对个体的基本结构，各防御线的特征以及个体内、个体外、人际间存在和潜在的压力源进行评估，然后再收集资料并分析个体在生理、心理、精神、社会文化与发展 5 个方面对压力源的反应及其相互作用，最后，其中偏离健康的问题就是护理诊断，护士应对护理诊断排列出优先顺序。

（二）护理目标

护士以保存能量，恢复、维持和促进护理对象稳定性为护理原则，与患者及家属一起，共同制订护理干预措施并设计预期护理结果，并按一级、二级、三级预防原则来规划和组织护理活动。

（三）护理结果

护理结果是护士对干预效果进行评价并验证干预有效性的过程。评价内容包括个体内在的、外在的及人际间的压力源是否发生了变化，压力源本质及优先顺序是否改变，机体防御功能是否有所增强，压力反应症状是否得到缓解等。评价的结果可作为再制订护理目标和相应护理干预措施的依据。

自测题

A₁/A₂ 型题

1. 奥瑞姆在自护缺陷结构中主要阐明了
   A. 什么是自护
   B. 人存在哪些自护需求
   C. 个体何时需要护理
   D. 如何评价个体自护能力
   E. 如何护理存在自护缺陷的个体

2. 下述哪一项属于物理性压力源
   A. 细菌感染　　B. 考试　　C. 旅游
   D. 寒冷　　　　E. 结婚

3. 下列哪一种疾病不属于心身病
   A. 消化性溃疡　　　　B. 冠心病
   C. 癌症　　　　　　　D. 支气管哮喘
   E. 血友病

4. 下列哪项不是属于一般性自护需要
   A. 老年期接受生理功能逐渐衰退的现实
   B. 排泄代谢产物
   C. 维持独处和社会交往的平衡
   D. 摄入足够的空气、水和食物
   E. 预防生命、机体功能和健康的危害的因素

5. 适应模式是由下列哪位学者提出的
   A. 奥瑞姆　　B. 罗伊　　　C. 纽曼
   D. 约翰逊　　E. 马斯洛

6. 纽曼的健康系统模式中第二道防御机制是
   A. 正常防御线　　　B. 应变防御线
   C. 抵抗线　　　　　D. 弹性防御线
   E. 能量源

7. 幼儿 2 岁，有养成良好的进食、排泄习惯等的需要，在自护理论中属于
   A. 一般性的自护需要
   B. 治疗性的自护需要
   C. 发展性的自护需要

D. 健康欠佳时的自护需要
   E. 特定状况下的特殊需要

8. 患者，女，25 岁，因车祸，急诊入院，现患者昏迷不醒，则应使用奥瑞姆的哪个护理系统
   A. 主动-被动系统　　B. 完全补偿护理系统
   C. 部分补偿护理系统　D. 共同参与系统
   E. 支持-教育系统

9. "入芝兰之室，久而不闻其香；入鲍鱼之肆，久而不闻其臭"是人类的哪一适应方式
   A. 生理功能　　　　B. 自我概念
   C. 角色功能　　　　D. 相互依赖
   E. 以上都不是

A₃ 型题

（10～12 题共用题干）

王某，男，46 岁，患高血压病 5 年，长期坚持服用降压药，生活可完全自护。父母均有高血压病病史，近期常规体检发现患者空腹血糖 8.0mmol/L，服糖后 2 小时血糖 12.5mmol/L。

10. 该患者应使用奥瑞姆的哪个护理系统
    A. 主动-被动系统　　B. 完全补偿护理系统
    C. 部分补偿护理系统　D. 支持-教育系统
    E. 共同参与系统

11. 在罗伊的适应模式中患者的性别、年龄、服用降压药等属于
    A. 主要刺激　　　　B. 次要刺激
    C. 可变刺激　　　　D. 固有刺激
    E. 相关刺激

12. 患者定期常规体检在纽曼的健康系统模式中属于
    A. 能量源　　　　　B. 一级预防
    C. 二级预防　　　　D. 三级预防
    E. 抵抗线

（孟　惠）

第7章

护 理 程 序

案例 7-1

张某，女，31 岁。2 周前感冒后出现腕、膝关节疼痛，3 天前外出经日晒后出现面部红斑，来院就诊，拟诊为系统性红斑狼疮（SLE）。护理体检：T 37.1℃，P 70 次/分，R 22 次/分，BP 120/82mmHg，神志清楚，面部双颊及鼻梁部分见蝶形红斑，腕、膝关节有压痛，无关节畸形。张某有喝咖啡习惯。

问题： 1. 为患者提出 3～4 个护理诊断，并排出优先顺序。

2. 就其中一项护理诊断制订护理措施，以 PIO 方式记录。

护理程序是一种科学地确认问题和解决问题的工作方法。护士全面评估及分析护理对象生理、心理、社会、精神、文化等方面的需求，制订并实施相应护理计划，评价护理效果，使护理对象得到完整的、适应个体需要的整体护理。护理程序的应用，体现了护理工作的科学性、专业性和独立性，是护理走向成熟的标志。

第 1 节　概　　述

一、护理程序的概念和特点

（一）护理程序的概念

程序（process）是指一系列朝向一定目标所进行的步骤或行动。护理程序（nursing process）是护士在为护理对象提供护理照顾时所应用的工作程序，以促进及恢复护理对象的健康为目标，所进行的一系列有计划、有目的的护理活动，是一种系统地解决问题的工作方法；是一个综合的、动态的、具有决策和反馈功能的护理过程；对护理对象进行主动、全面的整体护理，使其达到最佳健康状态。

考点
护理程序
的概念、
步骤

护理程序是现代护理的核心，是一种科学地提出问题及解决问题的方法，护理程序包括五个步骤，即评估、诊断、计划、实施及评价（图 7-1）。

（二）护理程序的特点

1. 计划性及目的性　护理程序以护理对象为中心，护士在运用护理程序时需要充分考虑护理对象的个体特性，依据护理对象的生理、心理以及社会需求安排护理活动，进而充分体现以人为中心的指导思想。

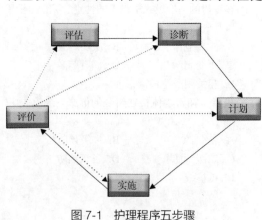

图 7-1　护理程序五步骤

2. **循环性及动态性**　护理程序虽然按照评估、诊断、计划、实施、评价的程序进行护理活动，但是没有绝对的起点或终点，需要根据患者病情的变化，及时作出评价并采取相应的措施。

3. **综合性**　护理程序是在吸纳自然科学、社会科学及人文科学等多学科理论成果的基础上构建而成的，护理程序中不仅体现了现代护理学的理论观点，也涉及系统理论、需要层次理论、压力与适应理论、沟通理论等相关理论。

4. **组织性和计划性**　护理程序使护理活动能够遵循一定的顺序有计划地进行，避免了护理活动凌乱无序。

5. **普遍适用性**　无论护理对象是个人、家庭还是社区，无论护理场所是医院还是其他健康服务机构，都可以灵活运用护理程序。

6. **互动性和协作性**　护士在运用护理程序的过程中，需要随时与患者、患者家属、医生以及相关的医务人员进行交流和合作，目的是恢复和促进护理对象的健康。

7. **创造性**　护士运用评判性思维的方法，根据护理对象的健康问题以及个体需求，创造性地设计并解决护理问题。

二、护理程序的发展历史

护理程序一词首先是 1955 年由莉迪娅·赫尔（Lydia Hall）提出的，她认为护理是"按程序进行工作的"。1960 年前后，约翰逊（Johnson）、奥兰多（Orlando）等专家提出"护理程序由一系列步骤构成"，并提出了护理程序包括三个步骤：评估、计划和评价。1967 年，尤拉（Yura）和沃斯（Walsh）完成了第一本权威性的教科书《护理程序》，确定护理程序有四个步骤：评估、计划、实施和评价。1973 年，北美护理诊断协会（North American Nursing Diagnosis Association，NANDA）成立。在 NANDA 的第一次会议之后，护理专家们提出应将护理诊断作为护理程序的一个独立的步骤。自此，护理程序确定为五个步骤，即评估、诊断、计划、实施和评价。

链接　护理程序在中国

20 世纪 80 年代初期，美籍华人学者李式鸾博士来华讲学，将以护理程序为中心的责任制护理（primary nursing）引入我国。1994 年，美籍华人学者袁剑云博士来华讲学，将以护理程序为核心的系统化整体护理（systematic approach to holistic nursing care）引入我国。全国部分医院开始试点建设以护理程序为核心的系统化整体护理的"模式病房"。1996 年，根据卫生部有关文件，全国整体护理协作网正式组建。1997 年 6 月，卫生部下发《关于进一步加强护理管理工作的通知》，要求各医院推行整体护理。2002 年，袁剑云博士又到我国介绍以护理程序为基本框架的临床路径，进一步促进了护理程序在我国护理工作中的运用。我国自 2009 年开始试点推广临床路径，至 2019 年，国家卫生健康委员会制定并印发了涉及 30 多个专业、覆盖 1212 个病种的临床路径，在医院普遍实行临床路径管理。

三、护理程序的理论基础

护理程序的理论基础来源于与护理相关的各学科理论，如一般系统论、需要层次论、信息论、控制论、解决问题论、沟通理论、压力与适应理论、成长与发展的理论等，这些理论可以用于护理程序的不同步骤中。其中，系统论组成了护理程序的理论框架；需要层次论为评估患者健康状况、预见患者的需要提供了理论依据；信息论研究信息的获取、转输、贮存、处理和交换，赋予护士与患者交流的技巧与知识，从而确保护理程序的最佳运行；压力与适应理论为护士了解患者所面对的压力源，观察和预测患者的生理、心理等反应，判断患者的适应能力，采取有效护理措施帮助其正确应对压力而提供理论依据；沟通理论赋予护士与患者交流的技巧与方法，为护士建立各种工作关系，满足患者多方面需要，使之获得最佳的健康状态提供理论依据；解决问题论为确认患者健康问题，寻求解决问题的最佳方案及评价效果奠定了方法论的基础。

这些理论相互联系、相互支持，共同为护理程序提供理论支持和解释，同时又在护理程序实践过程中的不同阶段、不同方面发挥特有的指导作用。

护理程序是一个系统地解决问题的程序，是护士为护理对象提供护理服务的一种工作方法，是护理对象能够得到全面、连续、高质量护理服务的保证。护理程序在现代护理理论基础上产生，通过一系列目标明确的护理活动为护理对象的健康服务，可作为指导框架应用到面向个体、家庭以及社区的护理工作中，亦可以应用于护理教育、护理管理、护理科研等护理领域中，是护理专业独立性和科学性的具体体现。

四、护理程序对护理实践的指导

（一）对护理对象的意义

护理程序使护理对象享受到高水平的护理服务，应用护理程序的目的就是给护理对象提供更加全面、系统、个体化、高质量的健康照顾，使护理对象成为护理程序的最大受益者。在应用护理程序的过程中，护士与护理对象密切交流，亲密协作，有利于护士与护理对象建立良好的治疗性护患关系，使护理对象能够获得良好的情绪。

（二）对护理人员的意义

护理程序明确了护士的角色，使护理工作摆脱了过去若干年来被动执行医嘱的局面，使护士由医生的助手转变为医生的合作者，提高了护士的工作成就感和荣誉感。护理程序亦提高了护士的能力，按照护理程序为护理对象实施护理，培养了护士独立发现问题并解决问题的能力。此外，护理程序要求护士需要不断与患者、患者家属以及其他医务人员接触，从而使护士的人际交往能力得以不断提高。

（三）对护理专业的意义

护理程序促进了护理专业发展，是护理学专业化的重要标志之一，它规范了护理的工作方法，使护理工作有章可循，从而有利于护理专业的发展。护理程序提高了护理管理的水平，它为护理管理者提供科学解决问题的方法；同时，护理程序对护理管理者也提出了更高的要求，对临床护理质量的评价有了新改观、新突破。护理程序亦维护了护理教育改革，它对护理教育的改革具有指导性的意义，使教学内容的安排、课程体系的设置以及教学方法的应用等方面得以优化，促进了教学模式的转变。

第 2 节　护 理 评 估

护理评估（nursing assessment）是护理程序的第一步，是指护士有组织地、全面地、系统地收集护理对象的资料并对资料加以分析、整理及判断的过程。评估是护理程序的基础，评估时所收集的资料是否安全、可靠，将直接影响到护理诊断及护理计划的准确性。评估又是一个循环的动态过程，它从患者入院时开始，护士与患者接触时，随时收集有关患者病情变化和患者反应的资料，以便及时发现问题，调整、修订护理计划。护理评估贯穿护理程序的各个步骤，贯穿于护理工作的始终。

护理评估的步骤包括收集资料、整理分析资料和记录资料。

一、收集资料

（一）收集资料的目的

收集资料是护士系统、连续地收集有关护理对象健康状况信息的过程。正确地收集资料可以为作出正确的护理诊断、制订有效的护理计划以及评价护理效果提供依据，并能为护理科研积累资料。

（二）资料的内容

护士收集的资料应与患者健康状况及护理活动有关，内容涉及患者的生理、心理、社会、经济、文化等各个方面，具体包括以下几点。

1. **一般资料**　包括患者的姓名、性别、年龄、民族、职业、婚姻状况、文化程度、家庭住址、联系人、联系方式等。

2. **现病史**　包括主诉、入院方式、医疗诊断，目前的饮食、营养、排泄、睡眠、休息、自理、活动情况等日常生活型态。

3. **既往史**　包括既往患病史、手术史、创伤史、用药史、过敏史、既往日常生活型态、烟酒史，女性患者还应了解月经史及婚育史。

4. **家族史**　了解家庭成员是否有类似疾病或家族遗传性疾病。

5. **心理社会方面的资料**　包括患者对疾病的认知及态度，康复的信心，病后情绪、精神及行为的变化，患者的人格类型、应对能力，近期生活中是否发生应激性事件（如失业、离婚、丧偶、家人病重等），患者的工作情况、经济状况，家庭成员对患者病情的了解程度及态度等。

6. **护理体检的检查结果。**

7. **实验室及其他检查结果。**

（三）资料的类型

按照资料的来源不同，通常可分为主观资料和客观资料。

1. **主观资料**　即患者的主诉，是患者对自己健康问题的认识和体验，多为患者的主观感觉，即患者对所经历、所思考、所担心的问题的诉说，如"我知道我得了癌症，我活不了了""我的肚子像刀子割一样疼"等。主观资料的来源可以是患者本人，亦可以是患者家属或者是对患者健康有重要影响的人。

2. **客观资料**　指检查者通过观察、会谈、体格检查或借助医疗仪器、实验室检查获

考点

主观资料与客观资料的异同点

得的、有关护理对象健康状态的资料，如面色、表情、血压、保护性体位、白细胞数目等。护理人员需要具有敏锐的观察能力及丰富的临床经验，全面、准确地获取客观资料。

（四）资料的来源

1. 护理对象　是资料的主要来源。在服务对象意识清楚、精神稳定、非婴幼儿的情况下，护士可以通过交谈、观察、身体评估等方法直接获取资料。

2. 家属及相关人员　患者的家属、亲戚、朋友和邻居等相关人员提供的资料，可以补充和证实护理对象直接提供的资料。而对于婴幼儿、病情危重、意识障碍或精神异常的患者，家属及相关人员则是资料的主要来源。

3. 其他医务人员　例如，医生、理疗师、营养师、其他护士等，都是很好的资料来源。

4. 病历、记录及医疗护理文献　可以为护理对象的病情判断、治疗和护理等提供理论依据。

（五）收集资料的方法

考点

患者资料
的来源与
收集资料
方法

收集资料的方式通常有四种：交谈、观察、体格检查、查阅资料。

1. 交谈　指通过与患者及患者家属交谈了解护理对象的健康状况。患者通常是最重要的第一手资料来源者，要获知患者的健康状况，最常用的方法就是与患者交谈。如果由于患者生理或心理状况不允许而无法交谈，护士可以与患者的亲属或其他医护人员交谈。一般交谈可分为正式交谈和非正式交谈。正式交谈是护士与患者进行有计划的交谈，如患者入院后的病史采集；非正式交谈是护士在日常生活及工作中与患者进行的自然而随意的交谈，让患者感觉可能是一种闲谈，不过这样的交谈容易使患者及家属感到亲切、放松而愿意说出自己内心的真实感受、想法。

2. 观察　是指运用视、触、叩、听、嗅等多种感觉获取患者健康状况的信息，并对信息加以整理分析，作出判断。护士与患者的初次见面就是观察的开始。护士应该在患者的整个住院期间持续对患者观察，一般观察与交谈可以同时进行。为了防止遗漏重要的资料，需要按照一定的顺序进行观察，这种观察方法称为系统观察。护士需要具备扎实的医学护理基础知识和丰富的临床经验，才能具有敏锐的系统观察能力。

3. 体格检查　护理人员运用视、触、叩、听等体格检查手段和技术对护理对象各器官系统进行检查，以收集其身体状况的客观资料，作为确定护理诊断的依据。护士体格检查的目的与医生有所不同，护士的重点在于区别正常与异常，在异常中则以生活能否自理、肢体活动度、感知改变等为重点。

4. 查阅资料　包括患者的医疗病历、各种护理记录、既往健康记录、实验室检查报告及相关文献等资料，进行有关文献检索。

二、整理分析资料

（一）核实资料

为了确保所收集资料的准确性、真实性，需要对资料进行核实、澄清。

1. 核实主观资料　主观资料是患者的主诉，患者的感知有时可能会出现偏差，因而需要用客观资料对主观资料进行核实，这并非出于对患者的不信任。例如，患者主诉"感觉我在发烧"，那么护士需要用体温计实际测量其体温来核实资料是否真实。

2. 澄清含糊不清的资料　例如，患者主诉"大便正常"。这种资料不够明确，需进一步询问患者大便的具体情况，如次数、性状、排便是否疼痛等。

（二）整理、分类资料

通过评估所得的资料可能涉及多个方面，内容庞杂，为了便于护士对资料进行分析和查找，需要采取适当的方法对资料进行分类整理，下面介绍几种常用的分类法。

1. 按马斯洛的人类需要层次理论进行分类（表 7-1）

表 7-1　按照马斯洛的需要层次理论对护理资料进行分类的整理表

需要层次	对资料分类举例
（1）生理的需要	便秘、体温 40℃、呼吸道阻塞、水肿、大小便失禁、电解质紊乱、腹痛等
（2）安全的需要	手术前紧张、对医院环境陌生、担心得不到良好的治疗和护理、夜间睡眠要开灯、对各种检查和治疗感到恐惧、担心经济问题、对医护人员的技术不信任、走路易摔倒等
（3）爱与归属的需要	孩子想妈妈；患者想家、想孩子；患者害怕孤独；希望有人来探望等
（4）尊重的需要	"你们为什么不问问我的意见"、"我现在就是个没用的人"、由于外貌受损而不敢见人、怕被别人瞧不起等
（5）自我实现的需要	因瘫痪、截肢、失明、失语、失聪等不能实现自己的理想；担心住院会影响工作或学习等

2. 按 NANDA 的人类反应型态进行分类　按照 NANDA 提出的 9 种人类反应型态，可将资料分为 9 大类：交换（exchanging）、选择（choosing）、沟通（communicating）、关系（relating）、价值（valuing）、活动（moving）、认知（knowing）、感知（perceiving）、感觉/情感（feeling）。这种分类方法的优点是 NANDA 已将护理诊断也按照这 9 种型态进行了分类，因而可以从异常的资料中直接得出护理诊断。但这 9 种人类反应型态比较抽象，需要护士深入理解才能灵活应用。

3. 按戈登（Gordon）11 种功能性健康型态进行分类　这种分类方法优点是通俗易懂，便于收集材料，缺点是不方便得出护理诊断。

（1）健康感知–健康管理型态：指服务对象对自身健康的认识。例如，疾病起因、既往入院情况、本次入院期望等。

（2）营养–代谢型态：指食物和液体的摄入情况。例如，饮食、组织完整性及生长发育等的需求。

（3）排泄型态：包括排便、排尿及皮肤的排泄情况。

（4）活动–运动型态：指服务对象日常活动能力、活动方式和活动量等。例如，日常活动情况，有无移动障碍或疲劳等。

（5）睡眠–休息型态：指睡眠、休息及精神放松情况。

（6）认知–感知型态：指个人的舒适感、对疾病的认识及感官功能。例如，有无听觉、视觉、触觉障碍，有无疼痛、眩晕等。

（7）自我感受–自我概念型态：指服务对象对自我的主观认识、自我评价。例如，对自我的描述、疾病对自我概念的影响等。

（8）角色–关系型态：包括家庭关系、工作关系和社会关系等。例如，支持系统、婚姻状况、有无父母或亲属等。

考点
对资料进行整理分析的分类法

（9）性–生殖型态：指服务对象的性态度及女性的月经、生育史。

（10）应对–应急耐受型态：指服务对象的压力程度，对伤害、挑战或威胁等非常规性刺激的反应。例如，主要生活变化、解决问题的能力等。

（11）价值–信念型态：包括价值观、信仰和信念等。

（三）检查是否有遗漏的资料

对资料进行整理、分析后，需要仔细检查资料有无遗漏，如有应及时补充，进而保证资料的完整。

（四）分析资料

收集资料的目的在于找出护理对象的健康问题，护士应该掌握常用的正常值，将收集到的资料与正常值进行比较，综合分析研究，找出异常。有一些资料当前虽然在正常范围内，但是由于危险因素的存在，如果不及时采取措施，正常很可能会变为异常，所以护士应该及时发现这些有关危险因素的资料，积极采取有效措施避免危险的发生。

三、记录资料

考点
记录资料的注意事项

临床上对患者入院时的健康状况进行综合评估之后，通常使用"入院评估单"来记录所得的资料。这一评估单形式多种多样，各医疗机构可按照资料的分类方法，结合各自的特点而自行设计评估单的形式。记录时应遵循全面、客观、准确、及时的原则，并符合医疗护理文件的书写要求。主观资料要用患者的原话，客观资料则尽量用医学术语。记录的资料要反映事实，客观地记录患者所说和临床所见，不要带有自己的主观判断和结论。

第3节　护 理 诊 断

护理诊断（nursing diagnosis）是护理程序的第二步，是护士对评估所收集的健康资料进行分析和判断，进而确定护理对象的健康问题以及引起健康问题原因的过程。护理诊断使护理计划的制定有据可循，也为护理活动的实施及评价打下了坚实的基础。

> **链　接**　护理诊断发展史
>
> 1. 1950 年，美国的麦克迈纳斯首先提出护理诊断概念。
>
> 2. 1953 年，弗杰尼亚·弗莱提出护理计划中需要包括护理诊断，并且应该由具有一定资格的人来完成。
>
> 3. 1973 年，美国护士协会出版了《护理实践标准》，将护理诊断纳入了护理程序，并成立了"全国护理诊断分类小组"。
>
> 4. 1982 年 4 月，召开了第五次会议，因为有加拿大代表参加，因而分类小组改名为"北美护理诊断协会"（NANDA）。NANDA 每两年召开一次会议，修订一系列护理诊断。
>
> 5. 2002 年，会议确定了 155 个护理诊断。

考点
护理诊断的概念

一、护理诊断的概念

1990 年，NANDA 提出并通过了护理诊断的定义：护理诊断是关于个人、家庭、社区对现存的或潜在的健康问题及生命过程反应的临床判断。至 2017 年，已有 235 个护理诊断通过 NANDA 审核批准应用于护理实践中，详见附录一。

二、护理诊断的分类

考点
护理诊断
分类

（一）现存的护理诊断

现存的护理诊断（actual nursing diagnosis）是对个人、家庭或社区服务对象进行评估时发现目前已经存在的健康状况、生命过程产生的反应，如"恐惧""清理呼吸道无效""尿潴留""体液不足"等。现存的护理诊断是依据相关的症状和体征提出的，即有诊断依据。

（二）潜在的（或危险的）护理诊断

潜在的（或危险的）护理诊断（potential/risk nursing diagnosis）是易感的个人、家庭或社区服务对象的健康状况或生命过程目前尚未发生，但有危险因素存在，若不加以干预，就极有可能发生健康反应的护理诊断。用"有……的危险"进行描述，如白血病患者化疗后白细胞下降，即为"有感染的危险"，长期卧床患者"有皮肤完整性受损的危险"。

（三）健康的护理诊断

健康的护理诊断（healthy nursing diagnosis）是对个人、家庭或社区服务对象所具有的能进一步达到更高健康水平的潜能的临床判断，如"母乳喂养有效""有增强精神健康的趋势"等。护理人员在为健康人群提供护理时可以用到健康的护理诊断。

三、护理诊断的组成

NANDA 提出护理诊断由四部分组成，即名称、定义、诊断依据和相关因素/危险因素。

（一）名称

名称（label）是指使用简明的词组或术语对护理对象的健康状态进行的概括性描述，常用改变、受损、缺陷、无效或低效等特定词语描述，不能说明变化的程度。例如，"清理呼吸道无效""躯体移动障碍""体温过高"等。

（二）定义

定义（definition）是对护理诊断名称的一种清晰、准确的描述，以此与其他护理诊断相鉴别。这样即使有些护理诊断的名称相似，但是通过它们各自的定义仍能发现彼此存在差异。例如，"便秘"的定义是指正常排便形态改变，排便次数减少，排出过干过硬的粪便，并且排便不畅、困难；"感知性便秘"的定义是个体自我感觉自身便秘，并且通过使用栓剂、缓泻剂甚至灌肠等方式来保证自己每日至少进行一次排便。

（三）诊断依据

诊断依据（defining characteristics）是护理诊断的具体特征或表现，是作出该护理诊断的临床判断标准或依据。诊断依据主要由一些可观察到的迹象或推论组成，包括患者所具有的一组症状、体征及相关病史，也可以是危险因素。

一般诊断依据可分为主要依据和次要依据。主要依据即作出某一护理诊断时通常需要存在的依据（80%～100%的患者具备此依据）。次要依据即对作出某一诊断有支撑作用，但不一定每次作出该诊断时都存在的依据（50%～80%的患者具备此依据）。如"体温过低"，主要依据是"体温低于正常范围"，次要依据是"皮肤苍白冰冷、口唇耳垂呈紫色、轻度颤抖、心跳呼吸减慢、血压降低、尿量减少"。

（四）相关因素

相关因素（related factors）是指造成或促使护理对象健康状况改变或引起健康问题产生的原因或情况。现存的或健康的护理诊断的存在是因为有相关因素，而危险的护理诊断的存在是因为有危险因素。

常见的相关因素来自以下五个方面。

1. **病理生理方面**　例如，"体液过多"的相关因素可能是机体调节机制不佳。

2. **治疗方面**　例如，"语言沟通障碍"的相关因素可能是患者使用呼吸机时行气管插管或气管切开。

3. **心理方面**　例如，"腹泻"可能是与患者处于较严重的紧张状态有关。

4. **情境方面**　指环境、角色、生活经历、情景、生活习惯等方面的因素。例如，"睡眠型态紊乱"的相关因素可能是压力刺激。

5. **年龄方面**　指与年龄相关的因素，包括生理、心理、认知、社会等方面的因素。例如，老年人便秘，相关因素可能是行动缓慢、活动量减少、肠蠕动减慢。

考点
护理诊断
的组成

链　接　护理诊断的组成举例

名称：清理呼吸道无效

定义：个体无法清除呼吸道内分泌物，处于气道受阻的状态。

诊断依据：①主要依据：咳嗽无效、无咳嗽或偶尔咳嗽；痰液过多，不能排出呼吸道内分泌物。②次要依据：呼吸音异常；呼吸速率、节律、深度异常；发绀；不安；双眼睁大。

相关因素：①环境因素：烟雾、吸烟、二手烟。②气道阻塞：气道痉挛、慢性阻塞性肺疾病、黏液过多、气道异物、支气管壁增生、人工气道。③病理生理因素：气道高敏、哮喘、感染、神经肌肉损伤等。

四、护理诊断的陈述

（一）护理诊断的陈述方式

1. **三部分陈述法（即 PSE 公式）**　由 P、S、E 三部分组成，P 代表健康问题（problem），即护理诊断的名称；S 代表症状或体征（symptom or sign），还包括实验室检查结果、器械检查结果；E 代表原因（etiology），即相关因素。三部分陈述法常用于对现存的护理诊断的陈述。

例如，排便异常（P）：便秘（S）　与活动量减少有关（E）

2. **二部分陈述法（即 PE 公式）**　由护理诊断名称和危险因素构成。常用于对危险的护理诊断的陈述。

例如，有便秘的危险（P）　与生活方式改变有关（E）

3. **一部分陈述法（即 P 公式）**　只有健康问题，多用于对健康的护理诊断的陈述。

例如，有增强精神健康的趋势（P）

（二）书写护理诊断的注意事项

1. 使用统一的护理诊断名称 护理诊断名称需明确、简单易懂，应使用 NANDA 确定的护理诊断名称（见附录）。

考点
护理诊断的陈述方式及注意事项

2. 贯彻整体护理的观念 提出的护理诊断、诊断依据以及相关因素应包含患者生理、心理、社会、精神、文化等方面，故一个患者可以有多个护理诊断，并随着病情的变化而变化。

3. 相关因素的陈述 一般使用"与……有关"的描述方式，如"睡眠型态紊乱 与环境陌生有关"。要准确判断和陈述相关因素，需要做到以下几点：①避免将相关因素与临床表现混淆，如"睡眠型态紊乱 与醒后不容易入睡有关"；②要避免使用带有价值判断的护理诊断，如"社交障碍 与道德败坏有关"；③要避免使用可能引起法律纠纷的话语，如"有受伤的危险 与护士未用约束带有关"等。

4. 有关"知识缺乏"的陈述 应陈述为："知识缺乏：缺乏××（方面的）知识"，如"知识缺乏：缺乏甲状腺肿相关治疗知识"。

护理诊断是对护理对象的健康状况进行的准确描述，指出护理工作的范畴及方向，为护理计划的制订及实施提供依据。护理诊断对于临床护理、护理教育、护理管理乃至护理研究都非常重要。目前常用的护理诊断名称是 NANDA 认可的护理诊断，但它并不能涵盖所有的护理问题，还需要进一步修订和完善。

五、护理诊断与医疗诊断、合作性问题的区别

（一）护理诊断与医疗诊断的区别

明确护理诊断与医疗诊断的区别，关系到如何区别医疗和护理这两个专业，关系到如何确定各自的工作范畴及应负的法律责任（表 7-2）。

表 7-2 护理诊断与医疗诊断的区别

项目	护理诊断	医疗诊断
临床判断对象	判断个体和人群对健康状态、健康问题的反应	用于确定一个疾病或病理状态
描述内容	侧重于对患者现存的或潜在的健康问题或其反应作出判断	侧重点在于对患者的健康状态及疾病的本质作出判断
决策者	护士	医生
职责范围	在护理职责范围内进行	在医疗职责范围内进行
适用范围	适用于个体、家庭、社会的健康问题	适用于个体的疾病
数目	数目较多	数目较少
稳定性	可随着病情的变化而改变	在疾病发展过程中相对稳定不变

（二）护理诊断与合作性问题的区别

1. 合作性问题 在临床护理实践中，患者的有些问题是目前 NANDA 的护理诊断所不能涵盖的，而这些问题又确实需要护士提供护理干预或措施，由此引入了"合作性问题（collaborative problem）"的概念，其是指需要护士与其他健康保健人员共同合作解决的问题，护士主要提供监测护理。

合作性问题需要护士进行监测，及时发现护理对象一些生理并发症的发生和进展，需要医生和护士共同干预，处理的决定来自医疗和护理双方面。合作性问题的陈述方式是"潜在并发症（potential complication，PC）：××××"或"PC：××××"。例如，"潜在并发症：出血性休克"或"PC：出血性休克"。

2. 护理诊断与合作性问题 临床上出现的并发症中，如果护士能够通过提供独立的护理措施来预防其发生发展的，属于护理诊断；护士不能通过独立的护理措施预防处理的并发症是合作性问题。例如，长期卧床患者因皮肤长期受压而导致的"有皮肤完整性受损的危险"，可通过独立的护理措施来预防或处理，即为护理诊断；而术后患者的伤口出血问题，仅通过护理措施是无法预防和处理的，这一问题则属于合作性问题。

第4节　护理计划

护理计划（nursing planning）是护理程序的第三步，是护士与护理对象合作，以护理诊断为依据，制订护理目标和护理措施，以预防、缓解和解决护理诊断中确定的健康问题的过程。

护理计划的制订一般需要四个步骤：排列护理诊断顺序、制订预期目标、制订护理措施、书写护理计划。

一、排列护理诊断顺序

在临床护理工作中，患者往往具有多个护理诊断及合作性问题，护士需要将这些问题按照其重要性和紧迫性排出先后顺序，以便护士根据患者健康问题的轻、重、缓、急有条不紊地采取护理活动。一般情况下，应将对患者生命安全威胁最大的问题排在首位，其他的依次排列。

（一）护理问题的分类

按照护理对象健康问题的轻重缓急，护理问题可分为三类。

1. 首优问题（high-priority problem） 指会威胁生命安全、需要立即采取行动予以解决的问题。例如，脱水患者的"体液不足"、昏迷患者的"清理呼吸道无效"等问题。对于急、危、重症的患者，可以同时存在多个首优问题。

2. 中优问题（medium-priority problem） 指虽然不直接威胁生命，但可能导致护理对象身体不健康或引发情绪变化的问题。例如，"体温过高""便秘""睡眠型态紊乱""有感染的危险"等。

3. 次优问题（low-priority problem） 指个人在应对发展和生活中变化所遇到的问题。这类问题与特定疾病无直接的关系，不如生理需要及安全需要那么迫切，但并非不重要，而是在安排护理活动时可以稍后考虑的问题。例如，"缺乏娱乐活动"，当患者疾病处于急性期时，可将其列为次优问题，待患者处于疾病恢复期时再行解决。

（二）排列护理诊断顺序应遵循的原则

1. 按照马斯洛的人类需要层次论排序 一般情况下，对生理功能平衡状态威胁最大的，或影响了生理需求满足的那些问题应作为首优问题，需要优先解决。例如，对氧气的需要应优先解决，当此类问题得到一定程度的解决后，再将工作重点放在满足患者更高层次需要的问题上。

2. 注重患者的需求　在与治疗、护理原则不冲突的前提下，尽可能地尊重患者的意见，优先解决患者认为最为迫切的问题。

3. 关于潜在的/危险的问题　现存的问题大多是首优问题，应该优先解决，但有时潜在的/危险的问题也可能是首优问题，甚至更重要。例如，大面积烧伤患者处于休克期时"有体液不足的危险"，若不及时采取措施会威胁到患者生命，应列为首优问题予以解决。

4. 排序不是固定不变的　在临床实践中，患者护理诊断的先后顺序可能随病情的变化而变化，需要护士具有评判性思维，正确地对护理诊断进行排序。例如，急性心绞痛患者，"活动无耐力"可能列为中优问题。但在疾病恢复期，"活动无耐力"则可能变为首优问题。

二、制定预期目标

预期目标（expected outcome）也称预期结果，是护理对象接受护理照顾后，期望达到的健康状态或行为改变。预期目标针对护理诊断提出，是选择护理措施的依据，也是评价护理效果的标准。每个护理诊断都应有相应的预期目标。

（一）预期目标的种类

根据其实现目标所需要时间的长短，可分为短期目标和长期目标。

1. 短期目标（short-term goals）　指在较短的时间（几小时或几天）内要达到的目标，如"4 天后患者能自行行走 30 米""48 小时内患者自行排便两次"等。

2. 长期目标（long-term goals）　指需要较长时间（几周或几个月）才能实现的目标。长期目标一般分两类：一类长期目标是需要护士针对一个长期存在的护理问题采用连续的护理措施才能达到的目标，如"住院期间患者未发生感染"。另一类长期目标是其期望的结果往往需要一系列短期目标才能达到的目标。这一系列短期目标可能是相同的，如长期目标是"半年内体重下降 12kg"，这一目标的实现可以通过一系列的短期目标"1 周内体重减轻 0.5kg"来逐步实现。短期目标与长期目标在时间上并没有明显的分界点，所谓"短期""长期"只是相对而言。

（二）预期目标的陈述方式

预期目标的陈述方式：主语+谓语+行为标准+状语（条件状语和时间状语）。

1. 主语　是指护理对象（主要是患者本人，还包括孕妇、产妇、患者家属等健康人、家庭及社区），也可以是护理对象机体或生理功能的某部分，如患者的皮肤等。有时在目标陈述中会省略主语，但句子的逻辑主语一定是护理对象。

2. 谓语　是护理对象将要完成且能被观察到的行为动作。

3. 行为标准　即护理对象的行为动作将要达到的程度，包括时间、距离、速度、次数等。

4. 条件状语　是指护理对象完成该行为动作时所具备的条件状况。例如，拄着拐杖、在护士的指导下等。该项不一定在每个目标陈述中都有。

5. 时间状语　是护理对象完成行为动作所需的时间，即何时对预期目标进行评

考点
首优、中优、次优问题的含义，排列护理诊断顺序应遵循的原则

考点
预期目标的陈述方式

价。通过对评价时间的限定，督促护士有计划地协助患者达到预期目标。

举例：

例1：患者　　　　1周内　　　　　学会　　　护理人工肛门

分析：主语　　　时间状语　　　　谓语　　　行为标准

例2：5天内　　　患者　借助双拐　行走　80m

分析：时间状语　主语　条件状语　谓语　行为标准

（三）制定预期目标的注意事项

1. **目标的主语是护理对象或护理对象的一部分**　预期目标陈述的是护理对象经过照护后的变化，而非护理活动本身，更不是描述护士的行为或护士采取的护理措施。例如，"住院期间教给患者胰岛素的自我注射方法"，应改为"出院前患者学会胰岛素自体注射"。

2. **一个预期目标中只能有一个行为动词**　目标中若包含过多的行为动词，则无法判断目标是否实现。例如，预期目标为"1天内患者饮水1000ml并能够有效咳嗽"，假若患者做到了饮水1000ml但不能进行有效咳嗽，则很难评价目标是否完成。类似情况可以多设几个目标，以保证每个目标只有一个行为动词。

3. **预期目标中的行为标准应具体**　预期目标中的行为标准应是可测量、可观察的，避免使用含糊、不明确的词语。例如，"4周内患者的饮酒量减少""2天内患者了解有关预防哮喘发作的知识"等，目标中"减少""了解"等不能量化的动词，难以观察和测量。

4. **预期目标应切实可行**　制订预期目标时应考虑患者的身心状况、经济条件、智力水平等因素，目标应是护理对象能力范围内可以达到的。例如，一位截瘫患者，预期目标若是"3个月内患者能自行下床行走"，则是不切实际的，不可能达到。

5. **预期目标应是通过护理措施能够达到的**　例如，护理诊断"有感染的危险　与使用化疗药物有关"，目标可以是"住院期间无感染发生"，但如果将目标改为"7天内白细胞升至正常范围"，则不合适，因为这不是护理技能所能解决的。

6. **预期目标有时间限定**　目标应注明具体时间，如2天、一星期、出院前等，进而可以确定评价时间。

三、制订护理措施

护理措施（nursing intervention）也称护理干预，是护士为协助护理对象达到预期目标而制订的具体护理活动。护理措施的制订过程实际上是护士针对护理诊断本身及其相关因素，结合护理对象的具体情况，运用护理学知识和自己的临床经验作出决策的过程。

（一）护理措施的类型

1. **独立性护理措施**　指不依赖医嘱，护士运用护理学知识及技能独立提出并完成的护理活动。包括以下几个方面。

（1）协助患者完成如厕、清洁、进食等日常活动。

（2）及时观察患者生理、心理、社会及精神上的变化，及时给予患者心理、社会等方面的支持。

（3）及时防止、杜绝危险问题的发生，如护士为了防止交叉感染而运用无菌技术、为了防止患者坠床而加床挡等。

（4）对患者及其家属提供教育咨询和进行健康教育。

2. 合作性护理措施 是护士与其他健康保健人员相互合作完成的护理活动。例如，"营养失调：低于机体需要量"这一护理诊断，为了使患者体重达到正常范围，护士应与营养师一起协商、讨论，制订出正确的、符合患者实际情况的饮食护理计划。

3. 依赖性护理措施 即护士遵医嘱执行的护理活动，如给药、鼻饲、输液、输血等。即使是遵医嘱执行的，护士也应具备一定的专业知识和技能。例如，遵医嘱为患者静脉滴注多巴胺时，护士不仅要遵医嘱进行静脉输液，还要考虑到多巴胺具有升血压作用，滴注速度不宜过快，可用输液泵来严格控制滴注速度，教育患者不要随意调节滴速；用药后，护士还需观察药物疗效及副作用、定期监测血压等。

考点
护理措施
的类型

（二）制订护理措施的注意事项

1. 护理措施要恰当、保证患者安全 护理措施应依据最新科学依据来制定，结合患者的实际情况，保证患者的安全。例如，长期卧床的患者，协助其下床活动时应循序渐进，逐渐增强活动的时间和强度，避免患者因不能耐受过度活动而导致损伤。

2. 护理措施应因人而异、切实可行 制订护理措施时应考虑患者的实际情况、护理人员的构成情况及医院的医疗设施等情况，要制订切实可行的护理措施。

3. 护理措施应具体细致 护理措施的描述应有明确时间和内容，力求准确，以便于评价。例如，需要连续监测血压，护理措施若描述为"定时为患者测量血压"，没有具体间隔时间，则不方便执行和检查这一护理措施；可以描述为"每隔 30 分钟为患者测量一次血压"。

4. 护理措施应针对预期目标 制订护理措施就是要解决患者的健康问题，达到预期目标，所以护理措施的制订应针对预期目标，否则无法促使预期目标的实现。例如，下呼吸道感染患者"清理呼吸道无效"，预期目标是 2 天内患者学会有效咳嗽以清除呼吸道分泌物，若护理措施是向患者宣教如何预防下呼吸道感染，则护理措施不针对预期目标。

5. 护理措施应与其他医疗措施一致 若意见不同，护士应与其他医务人员协商并达成共识，以免患者不知所措、不信任医护人员。

6. 对于不同的护理诊断、合作性问题，制订护理措施的侧重点亦有所差异

（1）对于现存的护理诊断，护理措施的重点在于如何减少或去除相关因素、检测健康状态的进展及指导患者进行自我照顾，防止护理问题的再次出现。

（2）对于潜在的护理诊断，护理措施的重点在于减少或去除危险因素，进而预防护理问题的发生，并监测疾病的发作。

（3）为合作性问题制订护理措施时，护士则要与医生或其他的医务人员协商、合作，护士需要监测并发症等问题的发生，汇报并配合处理。

四、书写护理计划

护理计划的格式在各个医疗机构不尽相同，书写栏目一般包括日期、护理诊断、预期目标、护理措施和效果评价。一份标准、完整的护理计划明确了护理对象健康问题的轻重缓急及护理活动的重点所在，确定了护理活动的目标并制订了相对应的护理措施，为护理人员处理护理对象的健康问题，采取护理活动指明了方向，提供了行动指南。通过护理计划单，护士与其他护士或医务人员可以相互交流，是很重要的护理病案（见第7节 护理病案）。

第5节 护理实施

护理实施（nursing implementation）是护理程序的第四步，是护士将护理计划付诸实施的过程。通过实施不仅可以解决患者的健康问题，还可以验证护理措施是否可行。实施这一步要求护士不仅要具备丰富的专业知识，还要具备熟练的操作技能及良好的人际沟通能力，以保证患者得到高质量的护理。

一、实施内容

1. 执行护理计划   在执行计划时，护理人员应与医疗人员密切配合，使护理工作与医疗工作保持协调一致。

2. 健康教育   得到患者及家属的理解、合作与支持，并在实施中进行健康教育，以满足其学习需要。

3. 密切观察   熟练运用专业护理技术，密切观察实施后患者的生理、心理、精神状态及反应，观察有无新的问题出现。

4. 正确处理新的健康问题   及时收集相关的资料、信息，以便对患者新出现的健康问题做到早发现、早处理。

二、实施方法

1. 操作   即护士运用专业的护理技术执行护理计划，如肌内注射、导尿、灌肠等。

2. 管理   首先将护理计划的先后顺序进行排列，然后委托其他护理人员或与其一起执行护理措施，护士在护理活动中最大限度地发挥作用，使患者最大限度地受益。

3. 教育   对患者及其家属进行有关疾病的预防、治疗及护理等方面知识的健康教育。

4. 咨询   当患者及其家属提出有关疾病和康复的问题时，护理人员或其他医务人员有义务为其耐心解答。

5. 沟通   熟练运用沟通技巧，对患者的健康状况及存在的问题作出准确评估，并对护理措施的执行情况作出合理的评价。

6. 观察与记录   观察患者的身心状况，详细记录护理计划的执行情况。

7. 报告   及时向医生报告患者的身心状况、病情的进展情况。

三、实施步骤

大多数情况下，实施在书写护理计划之后；但在某种特殊情况下，如抢救患者时，护理人员需要迅速在头脑中形成一个初步的护理计划并付诸实施，事后再将完整的护理计划补上。

实施的过程一般包括实施前准备，实施和实施后记录三个部分。

（一）实施前准备

实施前准备即护士在护理实施之前，应思考以下几个问题。

1. 做什么（what）　回顾已制订好的护理计划，以保证护理计划的内容是科学、安全的，并与患者目前的健康情况相符合。护理措施是针对护理诊断制定的，既然护理诊断有先后顺序，那么护理措施也有先有后。护士在临床护理工作中，应先组织护理措施，这样在每次接触患者时可以有顺序地执行多个护理措施，提高工作效率。

2. 谁去做（who）　是指将护理措施进行分类、分工，进而确定某种或某些护理措施是由护士、辅助护士、护工还是其他医务人员来做，是由一人单独完成还是多人合作完成。

3. 怎样做（how）　即护士在执行护理计划前，应掌握实施过程中需要的护理技术和技巧，同时还需要考虑在沟通过程中若患者情绪不佳、不愿合作，或者实施过程中出现意外等问题时，护士该怎样应对。

4. 何时做（when）　护士应根据患者的健康状况及具体情况、医疗护理上的需要等诸多因素，选择执行护理措施的最佳时机。例如，为患者进行健康教育时，应选择在患者身体状况良好、情绪稳定、与其他医疗或护理措施不冲突时；若在患者身体不适，或情绪欠佳，或正准备去做其他检查时进行健康教育，则不容易获得预期效果。

5. 何地做（where）　执行护理计划前应考虑，实施护理措施在什么环境下比较合适。例如，涉及患者隐私的操作或谈话，应选择在较隐蔽的环境下进行。

（二）实施

1. 实施过程　是护士运用护理学专业知识、操作技术、沟通技巧、应变能力、观察能力及合作能力等执行护理计划的过程。通过实施过程，不仅可以解决护理诊断及护理问题，同时也可以提高护士自身的专业素质及能力，丰富护士的临床实践经验，并有利于护士和患者之间建立良好的护患关系。

护士在执行护理计划的同时，也要对患者的病情反应作出评估，对实施的质量和效果及时评价，为进一步补充和修订护理计划收集资料。可以说，实施过程也是评估和评价的过程。

2. 实施过程中的注意事项

（1）整体护理观贯穿始终：护理工作的核心是整体的人，在执行护理计划时应全面考虑患者性别、年龄、健康状况、价值观、信仰等各方面的情况，以尽可能地满足患者需要。例如，对患者饮食营养方面进行健康教育时，需要考虑患者是否有宗教信仰相关的用餐要求或特殊的个人习惯。

（2）保证患者的安全：执行护理计划时要注意安全，如为患者鼻饲插管时，动作要轻柔，避免因动作过于剧烈而损伤患者的食管及胃黏膜。

（3）明确医嘱内容：对有疑问的医嘱，护士应该核实医嘱的准确性后再执行。

（4）灵活实施护理：执行护理计划时护士应合理组织护理活动，将病情观察和资料收集贯穿于其中，及时对病情变化作出判断，科学、灵活地实施护理。

（5）注重与患者互动：患者的合作有助于护理工作效率的提高，因此，护士在实施护理活动过程中应该与患者及时沟通交流，鼓励患者主动参与护理活动，并适时地安慰、支持和教育患者。

（三）实施后记录

1. 记录的意义 护理记录是指护士对护理诊断、相对应的护理措施及执行过程中观察到的结果进行记录，是实施阶段的重要内容，也是进行护理活动交流的重要形式。对患者接受护理照顾期间的全部反应的记录，有利于其他医护人员了解该患者的情况，可以作为护理质量评价的一项内容，同时也为日后的护理工作提供了资料与经验。

2. 记录的方式 临床上护理记录的方式通常有叙述式和以问题为导向式两大类。叙述式指的是采用文字描述的方式对实施过程及结果进行记录；以问题为导向式的记录包括 PIO、SOAP（主观资料、客观资料、评估、计划）及 SOAPIE（主观资料、客观资料、评估、计划、实施、评价）等几种方式。目前我国常用的记录方式是 PIO（表 7-3）。P（problem）代表问题；I（intervention）代表措施；O（outcome）代表结果。为了避免 PIO 记录中 I（措施）重复书写的现象，现在多采用重点记录 P、O 的简化方式。

表 7-3　护理记录单（PIO 格式）

姓名：×× 　年龄：30 岁 　性别：女 　科室：普外 　床号：3 　住院号：0102010

日期	时间	护理记录（PIO）	签名
2018-10-12	9：00	P：焦虑　与担心术后并发症有关	××
	9：00	I：1. 介绍为其手术的医生及麻醉师情况 2. 向患者讲解有关手术及术后情况 3. 嘱咐家人尽可能陪伴患者 4. 鼓励患者与有类似手术经历且预后良好的病友交流	××
	17：00	O：患者自述焦虑感降低	××

3. 护理记录的要求

（1）真实、客观、反映事实：要客观地记录护士的所见所闻和患者的主诉，不能带有护士的主观色彩。例如，对疼痛的记录，与"患者疼痛非常严重"相比，"患者主诉'我这是第一次这样疼'"更真实、客观、科学。

（2）全面、清晰、简洁明了：护理记录单可以作为重要的法律证据，护理人员记录相关资料要做到全面、认真、细致，不可遗漏，也要避免重复。字迹要清晰、工整、明了，不得随意涂改，不得滥用简化字。

（3）使用专业术语：尤其是对客观资料，以便于专业性的探讨与研究。

考点
护理实施的记录方法及要求

第 6 节　护 理 评 价

护理评价（nursing evaluation）是护理程序的最后一步，是指按照预期目标所规定的时间，有计划地将护理对象的健康状况与预期目标进行比较，并作出判断的过程。

护理评价不是只有实施之后才能进行，而是存在于护理程序的每一步。在护理评估阶段，需要评价患者现在与以前相比较，健康状况有无变化及有何变化，评价通过不同途径收集到的资料之间是否矛盾；在护理诊断阶段，需要评价是否收集到足够的资料来进行护理诊断，以及所作出的护理诊断是否能涵盖患者所有的健康问题；在护理计划阶段，需要评价所制订的预期目标是否准确、可行，护理措施是否科学、合理，是否是针对护理诊断提出的原因而制定；在护理实施阶段，需要对经过护理活动后患者的健康状况及反应作出评价，进而判断护理计划是否适合患者的需要。也就是说，护理评价贯穿于护理程序的始终，是有计划、持续对患者相关健康资料进行收集、整理、分析并作出判断的评判性思维过程。通过护理评价，可以发现患者新的健康问题，作出新的护理诊断及护理计划，或者对以往的护理计划进行修订与改正，使护理程序循环动态地进行。

一、护理评价方式

护理评价一般有持续性评价（ongoing evaluation）和总结式评价（concluding evaluation）两种方式。

（一）持续性评价

持续性评价是指护士执行护理计划、实施护理措施时，评估和检查患者健康状况的变化及对护理措施的反应，根据情况修订、调整计划，并将所执行的护理活动及护理结果记录在护理记录单中。

（二）总结式评价

总结式评价是指护士按照预期目标所规定的时间，将患者目前的健康状态与预期目标进行比较，进而衡量预期目标是否达到。

二、护理评价的内容

一般从结构（structure）、过程（process）及效果（outcome）三个方面来评价为患者提供的护理质量水平。

（一）结构评价

结构评价是指对护理机构的经济状况、管理方式、设备情况及人员配备等的评价。没有足够的护理人员和设备仪器就不可能有高质量的护理；即使有足够的护理人员和设备仪器，也不一定能保证高质量的护理。对护理的结构评价就是评价护理机构是否为患者提供了足够数量的能够胜任护理工作的护理人员、是否运用了最佳的资源设备。

（二）过程评价

过程评价是指检查、评价护士进行护理活动的行为过程是否符合要求。例如，护士与患者的沟通交流情况、各种护理技术的执行过程、健康教育的组织开展过程等。

（三）效果评价

效果评价是指对经过护理照顾后患者的健康状态是否达到预期目标的评价。

三、护理评价的步骤

（一）建立评价标准

根据护理程序的基本理论和原则，选择能验证护理诊断及预期目标实现的，可观察、可测量的指标作为评价标准。计划阶段所采取的预期目标可作为护理效果评价的标准。预期目标可指导护士确定评价阶段所需要收集资料的类型，并提供判断服务对象健康与否的标准。例如，预期目标为"术后 3 天患者可自行行走 50 米"，则收集资料的种类是长度，内容是自行行走的距离。

（二）收集资料

收集经过实施护理措施后有关患者现在的健康状态、反应的资料。收集资料的方法及内容同护理评估中的收集资料（见第 2 节 护理评估）。

（三）判断效果

判断效果即评价预期目标是否实现。

1. 按照预期目标中所规定的时间，将执行措施后患者出现的健康状况及反应与预期目标进行比较，衡量原定护理计划中的预期目标是否实现。预期目标的实现程度有三种：①目标完全实现；②目标部分实现；③目标未实现。

例如，预期目标"术后 3 天患者可自行行走 50 米"，则 3 天后评价结果为：

自行行走 50 米或以上——目标完全实现。

自行行走 20 米——目标部分实现。

患者拒绝下床或无力行走——目标未实现。

2. 对于部分实现或未实现的目标，可以从以下几方面查找原因。

（1）护理评估时所收集的资料是否全面、准确：评估是护理程序的第一步，也是护理程序的基础，所收集资料的准确性会影响护理程序的其他步骤。

（2）护理诊断是否正确：造成护理诊断不正确的因素包括①收集的资料不准确；②护士没有严格按照诊断依据制订护理诊断；③寻找的导致健康问题的原因即相关因素不准确；④危险性护理诊断与"潜在并发症"相混淆。

（3）预期目标是否合理：预期目标超出了护理专业范畴，或者超出了护士或患者的能力和条件，导致目标未实现。

（4）护理措施设计是否得当：例如，护理诊断"清理呼吸道无效　与痰液黏稠有关"，预期目标是"2 小时内，痰液顺利咳出"，如果制订的护理措施中没有"为患者雾化吸入"，则目标不容易实现。

（5）执行是否有效：临床护理工作中，护理计划可能由于种种原因未被有效执行。例如，由于患者主观上对计划的拒绝，或是客观因素使患者无法配合，或是患者病情出现了变化，或是实施计划所需要的客观条件不具备等，都可能导致护理计划未被有效执行。

（四）重审护理计划

考点
预期目标的实现程度及重审护理计划方式

重新收集有关患者现在的健康状况资料，并将患者现在的健康状态与预期目标对照，对护理计划做及时、全面的调整。一般有以下四种调整方式。

1. **停止**　目标全部实现的护理诊断，即已经解决的护理问题，停止其相应的护理措施。

2. **修订**　目标部分实现和未实现的护理诊断，要分析原因，找出症结所在，然后对护理诊断、预期目标、护理措施中不恰当之处加以修改。

3. **继续**　预期目标与护理措施恰当，护理问题有一定改善，但仍然存在，计划则需要继续进行。

4. **排除或确认**　对原以为可能存在的护理问题或新出现的护理问题，经过分析验证，给予排除或确认。

第 7 节　护 理 病 案

护士在临床应用护理程序的过程中，将有关患者的健康资料、护理诊断、预期目标、护理措施及效果评价等以表格的形式记录，就构成了护理病案。目前各家医院护理病案形式尚无统一的标准，主要有以下几种。

一、入院护理评估单

入院护理评估单即首页（表 7-4），是患者入院后，护士初次为其进行的全面而系统的评估记录，主要内容包括患者的一般资料、生活状况、护理体检及心理社会等方面。一般要求在患者入院后 24 小时内完成。

表 7-4　入院护理评估单

姓名：　　　　床号：　　　　病室：　　　　临床诊断：　　　　住院号：

（一）一般资料

姓名＿＿＿＿　性别＿＿＿＿　年龄＿＿＿＿　职业＿＿＿＿　民族＿＿＿＿　籍贯＿＿＿＿

文化程度＿＿＿＿　婚姻＿＿＿＿　宗教信仰＿＿＿＿　联系人＿＿＿＿　联系电话＿＿＿＿

联系地址＿＿＿＿

主管医师＿＿＿＿　责任护士＿＿＿＿　收集资料时间＿＿＿＿

入院方式：步行/轮椅/平车

卫生处理：沐浴/更衣/未处理

主要病情（主诉、症状）＿＿＿＿＿＿＿＿＿＿

既往史：过敏药物/食物＿＿＿＿　曾做过手术＿＿＿＿　既往病史＿＿＿＿

（二）生活状况及自理程度

· 营养：正常/禁食/吞咽困难/肥胖/消瘦/呕吐/食欲差/义齿（上牙/下牙）

· 饮食的种类及方式：流质/半流/普食/鼻饲/静脉营养/低盐/低脂/造瘘管/其他

· 排泄　尿：正常/失禁/潴留/尿频/尿急/尿痛/导尿术/尿少/尿崩/其他

　　　　大便：正常/失禁/便秘/腹泻（　次/日）/人工肛门/黑便/其他

· 睡眠：正常/失眠/多梦/时间增多/梦游/早醒/时间减少/其他

· 活动：正常/能坐/床上活动/轮椅活动/卧床不起/偏瘫（左/右）/截瘫（高/低）

· 情绪：兴奋/焦虑/孤独/恐惧/易激动/悲哀/其他

· 自理：能自理/需要帮助（喂饭/个人卫生/如厕/穿衣）/完全依赖

· 其他：＿＿＿＿＿＿＿＿＿＿

（三）体格检查

· 护理体检：T＿＿℃，P＿＿次/分，BP＿＿mmHg，R＿＿次/分，H＿＿cm，W＿＿kg

· 心率及心律：正常/快/慢/期前收缩/房颤/传导阻滞

· 呼吸：正常/浅/深/气促/咳嗽/咳痰

· 神志：清醒/模糊/嗜睡/谵妄/昏迷

· 皮肤：正常/脱水/水肿/黄疸/苍白/发绀/皮疹/瘀斑/瘙痒

　　　　压疮：部位＿＿＿＿　面积＿＿＿＿　Ⅰ度，Ⅱ度，Ⅲ度，Ⅳ度

· 认知　对自身疾病：认识/了解/知识缺乏/否认/其他

· 语言沟通：清楚/听不懂/障碍/聋/失语/不表达/其他

· 感觉　视力：正常/视物模糊（左、右）/失明（左、右）/听力下降（左、右）

　　疼痛：部位＿＿＿＿　性质＿＿＿＿　持续时间＿＿＿＿

· 其他：＿＿＿＿＿＿＿＿＿＿

（四）其他

· 家属态度：关心/不关心/过于关心/无人照顾

· 医疗费用：公费/自费/劳保/能支付/有困难/其他

· 其他：＿＿＿＿＿＿＿＿＿＿

护士＿＿＿＿　日期＿＿＿＿年＿＿月＿＿日

二、护理计划单

护理计划单是将患者的护理诊断、预期目标、护理措施及效果评价列在一个表格中。应用时，根据收集到的护理对象健康资料，制订出个体化的护理方案（表7-5）。

表7-5　护理计划单

姓名：　　　床号：　　　病室：　　　临床诊断：　　　住院号：

开始时间	护理诊断	预期目标	护理措施	效果评价	停止时间	签名

三、住院护理评估单

为了全面掌握患者情况，除了进行入院评估外，还需要对患者住院期间的健康情况进行连续的评估及记录（表7-6）。记录间隔时间可以根据患者病情而定，病情轻者可以每周评估1~2次，病情重者需要每日评估和记录。

表7-6　住院护理评估单

姓名：　　　床号：　　　病室：　　　临床诊断：　　　住院号：

项　目		日　期
神经系统	神志：A.清楚　B.嗜睡　C.昏睡　D.昏迷	
	定向力：A.准确　B.障碍（时间　地点　人物）	
	语言：A.清楚　B.模糊　C.失语	
	其他	
心血管系统	心律：A.规则　B.不规则	
	脉搏：A.存在　B.未触及	
	水肿：A.指凹性　B.非指凹性	
	其他	
呼吸系统	呼吸：A.正常　B.困难（轻　中　重）	
	咳痰：有痰（白　黄色　稀　稠）	
	其他	
肌肉骨骼系统	活动：A.正常　B.受限　C.辅助活动	
	牵引：A.肢体固定　B.血运（好　差）	
	神经血管：A.完整　B.损伤	
	其他	
消化系统	腹部：A.软　B.硬　C.触痛　D.腹胀	
	呕吐：A.胃内容物　B.咖啡色液	
	管道：A.无　B.有	
	排便：A.正常　B.便秘　C.腹泻　D.失禁　E.未解便	
	其他	

续表

项 目		日 期
泌尿生殖系统	尿: A.黄 B.血 C.白 D.青 E.浑浊 F.沉淀 G.凝块	
	排尿: A.失禁 B.导尿 C.尿频 D.尿急 E.尿痛	
	其他	
皮肤系统	皮色: A.正常 B.苍白 C.淤血 D.发绀 E.黄疸 F.潮红	
	温度: A.温 B.凉 C.多汗	
	弹性: A.正常 B.松弛 C.紧张	
	完整性: A.完整 B.受损	
	其他	
心理资料	情绪状态: A.平静 B.焦虑 C.恐惧 D.易激动 E.抑郁	
	其他	
舒适	舒适: A.轻度疼痛 B.剧烈疼痛 C.不适	
	睡眠: A.正常 B.紊乱 C.睡眠( )小时	
护理级别	A.特级 B.Ⅰ级 C.Ⅱ级 D.Ⅲ级	
饮食护理	A.禁食 B.禁水 C.流质 D.半流质 E.软食 F.普食	
	A.喂饭 B.自理	
	食欲: A.好 B.不好	
卧位	A.主动 B.被动 C.被迫 D.其他	
卫生状况	A.自理 B.协助 C.不能自理	
	A.口腔护理 B.皮肤护理 C.会阴护理 D.管道护理 E.其他	
安全	A.床栏 B.约束 C.呼叫系统	
治疗监测	A.吸氧 B.输液 C.呼吸机 D.心电监护 E.吸引器	
签名		

四、护理记录单

护理记录单是将针对患者的护理诊断、预期目标、护理措施等内容按一定的格式书写成文并记录。护理记录单的书写格式有多种,病情轻者一般采取 PIO 格式记录(表 7-3),病情重者可以采取重症护理记录单记录(表 7-7)。

表 7-7 护理记录单(重症护理记录单)

姓名: 床号: 科别: 住院号:

日期	时间	T (℃)	P (次/分)	R (次/分)	BP (mmHg)	入量		出量		皮肤情况	管路情况	病情观察及措施	签名
						名称	ml	名称	ml				

五、出院护理评估单

出院护理评估单主要包括出院小结及出院指导两大部分（表7-8）。

表 7-8 出院护理评估单

姓名：	科室：	床号：	性别：	年龄：	住院号：
临床诊断：		住院日期：	出院日期：	住院天数：	

出院小结（护理过程与效果评价）：

出院指导：

特别指导：

复诊时间：

评价（由专业组长/护士长负责评价）：

1. 患者评价：优　良　中　差

2. 整体护理效果评价：优　良　中　差

护士长签名：　　　　　护士签名：

年　月　日

（一）出院小结

出院小结是患者住院期间，护士对其进行护理活动的概括性记录，包括护理问题是否解决、预期目标是否达到、护理措施是否落实、护理效果是否满意等。

（二）出院指导

1. 其是针对患者所患疾病制订的标准宣教计划。

2. 护士需要与患者一起讨论有益的或有害的卫生习惯。

3. 指导患者主动参与，并寻找现存的或潜在的健康问题。

4. 针对患者现状，指导患者在用药、饮食、生活习惯、功能锻炼及定期复查等方面的注意事项。

自测题

A₁/A₂ 型题

1. 有关"护理程序"概念的解释下列哪项不妥
   A. 是指导护士工作和解决问题的工作方法
   B. 其目标是增进或恢复服务对象的健康
   C. 是以系统论为理论依据
   D. 是有计划、有决策与反馈功能的过程
   E. 是由估计、诊断、计划、实施四个步骤组成

2. 下列收集的资料，哪项属于客观资料
   A. 头疼　　　　　B. 咽部充血
   C. 感到头晕　　　D. 睡眠不好
   E. 感到恶心

3. 属于主观资料的是
   A. 血压 16.3/10.6kPa
   B. 头晕脑涨
   C. 骶尾部皮肤破损 1cm×1cm
   D. 膝关节红肿、压痛
   E. 肌力 3 级

4. 患者评估资料的主要来源是
   A. 患者本人　　　B. 患者家属
   C. 保健人员　　　D. 医疗记录
   E. 各种检查报告

5. 有关资料收集的叙述，以下哪项不对
   A. 资料有主观资料和客观资料
   B. 客观资料是通过观察和体检等获得的资料
   C. 主观资料只能由患者本人提供
   D. 要客观记录患者的主诉
   E. 资料记录不应带有主观结论

6. 护士记录患者资料不符合要求的是
   A. 收集资料后需及时记录
   B. 描述资料的词语应确切
   C. 内容要正确反映患者的问题
   D. 客观资料要尽量用患者的语言
   E. 避免护士的主观判断和结论

7. 患者，男，72 岁，昏迷。评估确认患者存在以下护理问题，你认为应优先解决的问题是
   A. 便秘　　　　　B. 语言沟通障碍
   C. 清理呼吸道无效　D. 皮肤完整性受损
   E. 营养失调：低于机体需要量

8. 患者，女，16 岁，因患急性心肌炎入院，护士对其进行评估收集资料,其中属于主观资料的是
   A. 心动过速、发热
   B. 感觉心慌、发热
   C. 心慌、乏力、全身不适
   D. 气促、心动过速、发热
   E. 气促、心慌、心率快

9. 患者，女，70 岁。胃大部切除术后第 3 天，体温 39.2℃。在护理患者的过程中，属于独立性护理措施的是
   A. 遵医嘱发放退热药
   B. 开放静脉通道，静脉滴注抗生素
   C. 检查血常规
   D. 用温水帮患者擦浴
   E. 通知营养科调整患者饮食

10. 患者，女，49 岁。因"转移性右下腹痛 12 小时"以"急性阑尾炎"收入院。查体:体温 39.5℃，精神委靡，蜷曲体位，右下腹压痛、反跳痛明显。对该患者护理诊断的描述，正确的是
    A. 急性阑尾炎
    B. 高热　T39.5℃，由于阑尾炎症所致
    C. 体温过高　T39.5℃，与阑尾炎症有关
    D. 腹痛　炎症引起
    E. 委靡　由于高热、疼痛所致

11. 患者，男，40 岁，出租车司机。因肺炎球菌性肺炎入院，患者咳嗽，呼吸困难，自觉头胀痛，恶心，不思饮食，全身无力。体温 39.2℃，脉搏 120 次/分，呼吸浅快，皮肤口唇发绀。要求医生尽快治好疾病好回去工作。排列在首位的护理诊断应该是
    A. 舒适的改变：疼痛　B. 气体交换受损
    C. 活力无耐力　　　　D. 体温过高
    E. 焦虑

12. 患儿，2 岁，因支原体肺炎入院，平时由保姆照顾，此时收集资料的主要来源是
    A. 患儿母亲　　　B. 患儿自己
    C. 患儿病历　　　D. 文献资料
    E. 患儿保姆

A₃/A₄ 型题

（13、14 题共用题干）

患者，男，65 岁。高血压病史 30 年，因情绪激动致左胸剧烈疼痛，以"急性心肌梗死"收入院。

13. 陈述正确的护理诊断是

A. 胸痛　与心肌缺血、缺氧有关

B. 情绪激动　与心肌梗死有关

C. 冠心病　与高血压有关

D. 呼吸急促　疼痛引起

E. 心肌梗死　与高血压病史、情绪激动有关

14. 对该患者的护理，属于依赖性护理措施的是

　　A. 通知营养科调整患者饮食

　　B. 遵医嘱应用止痛药

　　C. 嘱患者卧床休息

　　D. 观察吸氧后的病情变化

　　E. 安定患者情绪，进行心理护理

（15、16 题共用题干）

患者，女，71 岁，因肺源性心脏病收入院，表现为呼吸困难，喉中有痰，不易咳出。患者家庭住址离医院较远，由于家人探视少而焦虑，无人时常哭泣。

15. 护理该患者首先应解决的问题是

　　A. 清理呼吸道无效　　B. 皮肤完整性受损

　　C. 语言沟通障碍　　D. 活动无耐力

　　E. 自我实现的需要

16. 除解决上述问题外，护士还应注意满足患者

　　A. 生理的需要　　B. 安全的需要

　　C. 爱与归属的需要　D. 尊敬的需要

　　E. 自我实现的需要

（17、18 题共用题干）

患者，男，75 岁。慢性支气管炎23 年，主诉发热、咳嗽、咳黄色黏痰 5 天，自觉咳嗽无力，痰液黏稠不易咳出。吸烟 40 年，20 支/天，难以戒除。体检：精神委靡，皮肤干燥，体温 38.7℃，肺部听诊可闻及干、湿啰音。

17. 根据患者的状况，下列护理问题陈述正确的是

　　A. 清理呼吸道无效　与呼吸道炎症、痰液黏稠、咳嗽无力有关

　　B. 体温异常　呼吸道炎症导致

　　C. 活动无耐力　因呼吸道炎症、氧供应减少引起

　　D. 知识缺乏

　　E. 组织灌注量不足　与发热、皮肤干燥有关

18. 针对已确定的护理诊断，预期目标是

　　A. 患者 3 天内体温下降

　　B. 患者 3 天内可自行咳出痰液

　　C. 指导患者叙述有关呼吸道疾病的预防保健知识

　　D. 患病期间得到良好休息，体力得以恢复

　　E. 遵医嘱静脉输液，增加患者组织灌流量

（19、20 题共用题干）

患者，男，43 岁，因腹痛伴发热、恶心、呕吐，以"急性肠胃炎"收入院。入院时患者呈急性面容，精神委靡，体温 38.1℃，粪便呈水样。

19. 下列属于主观资料的是

　　A. 水样粪便　　B. 恶心呕吐

　　C. 体温 38.1℃　D. 腹痛

　　E. 急性面容

20. 对患者首先应解决的护理问题是

　　A. 精神委靡　　B. 疼痛

　　C. 焦虑　　D. 发热：体温 38.1℃

　　E. 体液不足

（21、22 题共用题干）

患者，女，68 岁。2 型糖尿病15 年，皮下注射胰岛素控制血糖，入院时大汗淋漓、高热。呼出气体有烂苹果味。住院治疗 1 周，血糖控制在正常范围。

21. 患者呼出气体有烂苹果味，收集此资料的方法是

　　A. 视觉观察法　　B. 触觉观察法

　　C. 听觉观察法　　D. 嗅觉观察法

　　E. 味觉观察法

22. 患者认为出院后不需监测血糖，此时主要护理问题是

　　A. 潜在的血糖升高　B. 感染的危险

　　C. 知识缺乏　　D. 食欲下降

　　E. 不合作

（23、24 题共用题干）

患者，女，7 岁。发热、咳嗽、咳痰6 天，痰液黏稠，不易咳出，食欲差。查体：体温 37.5℃，呼吸 24 次/分，心率 72 次/分，肺部听诊有少量湿啰音。

23. 应提出的护理问题是

　　A. 清理呼吸道无效　B. 低效性呼吸型态

　　C. 气体交换受损　　D. 心输出量减少

　　E. 营养失调

24. 护士应采取的护理措施是

　　A. 鼻导管吸氧　　B. 给予止咳药

　　C. 立即物理降温　D. 超声雾化吸入

　　E. 吸痰

（董云青）

第 8 章

护理科学思维与决策

案例 8-1

患者，男，56 岁，自诉半年前无明显诱因进食后有梗阻感、停滞感，无反酸与呕吐，此后进食后梗阻感日渐加重，目前仅能进食半流质。入院后，经胃镜检查发现食管中段有新生物，活检病理学检查证实为鳞癌。术前给予 30～70 戈瑞（Gy，J/kg）放疗 4 周，第 5 周进行中段食管癌切除术，术后辅以化疗。整个治疗过程中，患者反复出现口腔黏膜充血、糜烂、溃疡；同时伴烧灼样疼痛，只能进少量流质饮食。因口腔黏膜炎疼痛，患者无法正常进食、休息，感到十分痛苦，对治疗产生了抵触情绪，甚至对生活也失去了信心。

问题：1. 接受放化疗治疗的癌症患者可以通过哪些有效途径寻找预防口腔黏膜炎的方法？

2. 如何处理此类患者的口腔黏膜炎？

评判性思维、临床护理决策、循证护理是护士必备的核心能力，评判性思维、循证护理是护士面对复杂临床现象及临床问题，作出适宜护理决策的重要工具。学习评判性思维、临床护理决策及循证护理相关理念，能帮助护士更好地判断、反思、推理各种护理问题作出合理决策，有效解决护理问题，提高护理质量，促进护理专业发展。

第 1 节　评判性思维

一、评判性思维概述

评判性思维（critical thinking），也称批判性思维，是指个体在复杂的情境中，在反思的基础上灵活应用已有知识和经验进行分析、推理并作出合理的判断，在面临各种复杂问题及各种选择时，对问题的解决方法进行正确的取舍。护理评判性思维（critical thinking in nursing）是指护士对临床护理现象和问题有目的、有意义地进行自我调控性判断、反思、推理，作出合理的决策，有效解决护理问题，提高整体护理质量的过程。

考点
评判性思维的概念

二、评判性思维的标准

评判性思维的标准包括智力标准和专业标准。明确评判性思维的标准可使护士思维更可靠、有效，帮助其作出更科学的临床护理决策。

考点
评判性思维的标准

（一）智力标准

智力标准是指评判性思维应具有智力特点，包括 14 项内容，即评判性思维应具有清晰、准确、详尽、正确、相关、可靠、一致、合理、深入、概括、完整、有意义、适当和公正的特点。护士对护理现象或护理问题进行分析判断时，应运用以上标准进行临床护理决策。

（二）专业标准

专业标准包括伦理标准、评价标准及专业职责标准。

1. 伦理标准　是指护士在临床实践中以关怀、人道及负责的态度面对患者，以职业道德伦理作为行为指南。随着社会的进步，护士将在护理实践中面临越来越多的伦理难题，护理工作不仅局限于单纯应用科学知识，更要考虑相关伦理问题，必须遵守相关的伦理规范。因此，护士在评判性思维过程中要有意识地明确自己的信念及价值观，同时了解患者及其相关人员对临床具体问题的不同观点，在专业价值观及伦理要求指导下，运用自主、公正、诚实、仁慈、保密、负责的伦理原则，作出公正、符合患者意愿并有利于患者健康的护理决策。

2. 评价标准　以护理质量标准为基准，由相关临床机构和专业组织发展设定。常分为三类，即①对有关临床现象的正确识别标准，如在评价患者疼痛时要考虑其部位、性质、持续时间、严重程度等；②对药物治疗过程中相关现象的正确识别标准，如护士在评价药物疗效时，要观察患者症状是否改善、有无毒副作用、达到预期效果的程度等；③对患者健康教育效果进行有效识别的标准，如患者是否能正确运用所学知识和技能等。此外，在护理实践中建立起来的用以确定患者病情的规范也可成为评价标准。

3. 专业职责标准　用以明确护士在提供护理服务中承担的责任和义务。主要来源于 4 个方面：国家的相关指导方针、护士实践中明确规定要达到的标准、专业学会制订的实践指南及专业组织的实践标准。

三、评判性思维的构成

考点
评判性思维的构成

评判性思维主要由智力因素、认知技能因素和情感态度因素构成。

（一）智力因素

智力因素是指在评判性思维过程中涉及的专业知识，是构成评判性思维的基础。护理学专业知识包括医学基础知识、人文社会学知识和护理学知识等。掌握丰富的专业知识有助于护士对护理问题运用评判性思维，帮助其更准确地识别患者的健康需要，作出更合理的临床护理决策。

（二）认知技能因素

在评判性思维中，认知技能因素能够帮助个体综合运用知识和经验，作出符合情境的判断，是评判性思维的核心。美国哲学学会提出评判性思维由解释、分析、评估、推论、说明和自我调控 6 个方面的核心认知技能及相应的亚技能组成。

1. 解释　指对推理的结论进行陈述以证明其正确性，包含分类、解析意义及阐明意义等亚技能。护士可使用相关的科学论据来解释所做的推论。

2. 分析　指鉴别陈述，提出各种不同问题、概念或其他表达形式之间的推论性关系，包含检查不同观点、确认争论的存在及分析争论等亚技能。

3. 评估　指对相关信息的可信程度进行评定，对推论性关系之间的逻辑强度加以评判，包含评估主张及评估争议。

4. 推论　指根据相关信息推测可能发生的情况以得出合理结论，包含循证、推测可能性及做结论。

5. **说明**　指理解和表达数据、事件、规则、程序、判断、信仰或标准的意义及重要性，包含陈述结论、证实步骤、叙述争议。

6. **自我调控**　指有意识地监控自我的认知行为，进行及时的自我调整，包含自我检查、自我矫正。

（三）情感态度因素

情感态度因素指在评判性思维过程中个体应具备的人格特征，包括具有运用评判性思维的心理准备状态、意愿和倾向。护士运用评判性思维时，应具有自信负责、诚实公正、好奇执着、谦虚谨慎、独立思考、创新创造等情感态度特征。

四、评判性思维在护理中的应用

评判性思维有助于护士对各种护理问题进行正确的判断、反思、推理及决策，提高护理工作的科学性、合理性及实效性，促进护理专业科学化发展。

（一）评判性思维在护理教学中的应用

评判性思维自 20 世纪 30 年代提出后，逐渐成为各国重要的教育研究课题，我国从 20 世纪末开始在护理教育中提出要重视培养学生的评判性思维能力，并开始研究和探索。教师在授课过程中应将评判性思维融入教学的全过程，在教授专业知识的同时教授思考策略，促进学生专业实践能力的提高。在教学过程中，倡导平等、民主的师生关系，教师应注意在发挥自身主导作用的同时，充分发挥学生在教育过程中的主体地位，给予学生充分的自主权和选择权，使学生参与到学习全过程中。教师应鼓励学生积极参与、思考、质疑、争论，敢于提出独立见解，支持学生的评判性思维，给学生发展创造良好的空间。

（二）评判性思维在临床护理实践中的应用

在临床护理实践中应用评判性思维，可以帮助护士在护理程序的各个步骤作出更合理的有效决策，提高护理服务质量。评判性思维既可以是对某位患者或特定的临床情境作出判断，也可以是对选择最好的干预措施作出决策。护士在思考时，首先要明确思维的目的，以使护士的思维指向同一目标；此外，还要求护士具备足够的知识储备，包括专业知识及相关领域如生物科学、人文科学等知识；在护理实践中，护士可以请教有经验的同事、护理教育者或参考专业文献、学术机构或医疗机构的政策和程序规范等，面对复杂的临床情境，才能评判性地理解各种资料的意义，进而作出临床决策。

（三）评判性思维在护理管理中的应用

护理管理者的重要职责之一是进行各种决策，正确的决策是有效管理的重要保障。评判性思维应用于护理管理中，可以使管理者在决策过程中能够有效地对传统的管理思想、方法进行质疑，对各种复杂现象、事物、人群进行有效分析、判断，作出恰当决策。

（四）评判性思维在护理科研中的应用

护理科研即探索、研究护理现象、护理问题的过程，需要对各种观点、方法、现象、常规等进行思考和质疑，进行调查或实验，以新的、充分的证据得出新观点、新方法、新模式，继而指导护理实践。成功的护理科研要求科研者能够有效地运用评判性思维，进行质疑、假设、推理、求证。

链 接　评判性思维能力的测量

　　科学测量可以帮助正确评价评判性思维能力，促进评判性思维能力的发展。目前，评判性思维能力主要通过量表进行测量，常用的工具有加利福尼亚评判性思维技能测验（California Critical Thinking Skills Test，CCTST）、加利福尼亚评判性思维特质问卷（California Critical Thinking Disposition Inventory，CCTDI）、怀森及格拉泽的评判性思维评价量表（Watson-Glaser Critical Thinking Appraisal，WGCTA）、恩尼斯–威尔的评判性思维短文测试（Ennis-Weir Critical Thinking Essay Test，EWCTET）、康奈尔评判性思维测试（Cornell Critical Thinking Test，CCTT）及评判性思维能力（中文版）测量表（CTDI-CV）等。

第 2 节　临床护理决策

　　临床护理决策是临床护理实践的重要组成部分，评判性思维是决策的思维基础，护士必须通过评判性思维对临床护理问题进行正确决策，以满足患者康复的需要。因此，掌握临床护理决策的方法和步骤，作出正确、合理、有效的决策是护士的重要职责。

一、临床护理决策概述

　　决策（decision-making）是对不确定的问题，从众多备选方案中选定最优方案的过程。决策既是行动过程，又是思维过程，包括 2 层含义，一是有多个备选答案；二是通过选择消除不确定性状态。

　　临床护理决策（clinical nursing decision）于 20 世纪 70 年代开始在护理文献中出现，是指在临床护理实践中由护士作出关于患者护理服务的专业决策的复杂过程，可以针对患者个体，也可以针对群体。

　　临床护理决策通常可以分为以下几条。

考点
临床护理决策的概念及分类

　　1. 确定型临床护理决策　是指在事件的结局已经完全确定的情况下护士所作出的决策。这种情况下，护士只需通过分析各种方案的最终得失，即可作出选择。

　　2. 风险型临床护理决策　是指在事件的结局上不能肯定，但其概率可以估计的情况下护士作出的决策。风险型临床护理决策有 3 个条件：①存在 2 种以上的结局；②可以估计自然状态下事件的概率；③可以计算不同结局的收益和损失。

　　3. 不确定型临床护理决策　是指在事件的结局不能肯定，相关事件的概率也不能确定的情况下护士作出的决策。不确定型临床护理决策依赖于决策者的临床经验和主观判断。

考点
临床护理决策的步骤

二、临床护理决策的步骤

　　护士在临床护理决策过程中，需要正确分析患者的具体情况，进行缜密的逻辑推理，方能作出满意的决策，通常包括以下步骤。

（一）明确问题

　　明确问题是合理决策、解决问题的前提。在进行临床护理决策时，护士通过对患者资料的全面评估，及时准确地判断、分析患者的健康问题及其原因。护士在确定问题的时候，可从问题发生的时间、地点、发生情况、处理方法及采取该处理的依据等方面进行考虑。

（二）确定目标

确定目标指根据问题确定所要达到的目标。进行决策时，护士应充分考虑达到目标的具体评价标准，目标应具有针对性与可行性，并根据具体情境和问题对目标的重要性进行排序，按照优先等级，重要目标予以重点关注并率先处理。

（三）选择方案

护士充分收集资料及有用证据，寻找可能的解决方案并对其进行评估及筛选。

1. 寻找备选方案　根据决策目标，运用评判性思维寻找所有可能的方案作为备选方案，这些方案可以来自护理干预或护理策略等。

2. 评估备选方案　对各种备选方案进行评估分析，在此过程中护士应注意调动患者的积极性，让患者充分参与，权衡利弊，共同检验和评价，对每个方案可能产生的积极或消极作用进行预测。

3. 作出选择　充分评估后，采用一定的方法选择最佳方案，如可将备选方案列表后，通过分析比较作出选择。

（四）实施方案

护士根据所选的方案制订详细的计划并执行该决策。在此过程中，护士应对方案实施的时间、人力、物力等作出合理安排，对实施过程中可能出现的意外作出正确判断，并制订相应的计划来预防、减少或克服可能出现的障碍。当服务对象是群体时，需要确定每个个体的问题，比较不同个体差异，确定最重要的问题，预测解决该问题所需要的资源，尽可能在一定时间内解决更多的问题，并注意使该群体成为决策者参与到临床护理决策中。

（五）评价反馈

在实施方案过程中或实施方案后，需要及时、有效地运用评判性思维对全过程进行评价，对结果进行检验，判断其效果及预期目标达到程度，以利于临床护理决策能力的提高。

三、临床护理决策的影响因素

（一）个体因素

1. 价值观　决策是基于价值观判断的过程。决策时，个人价值体系影响和限制了备选方案的产生和最终方案的选定。例如，收集、整理资料和对资料重要性的判断会受到护士价值观、信念的影响。因此，护士在临床实践中应注意客观性，避免自身价值观对临床决策的影响。

2. 知识和经验　评判性思维和临床护理决策能力受到护士知识的广度和深度的影响。护士必须具备扎实的理论知识和丰富的临床经验，以便作出科学的临床决策。护士决策经验丰富有助于提出备选方案。但当既往经验与当前情况存在差异，而护士却仍然按照既往经验处理问题时，有可能出现错误决策。

3. 个性特征　自信、独立、公正等个性特征都会影响护士临床护理决策过程。自信独立的护士通常能运用正确的方法作出正确的决策，但过于自信独立的护士往往容易忽视与人合作，从而对临床护理决策产生不利影响。

（二）环境因素

护士作临床护理决策的过程受到周围环境的影响，包括物理环境和社会环境因素。物理环境即病房设置、温度、湿度等；社会环境包括机构政策、护理专业规范、人际关系、可利用资源等。

（三）情境因素

1. 与护士有关的因素　决策过程中护士的状态、对相关信息的把握程度等都会影响到临床护理决策。一定程度的压力及其心理反应能促进护士积极准备，作出恰当的决策。但过度的压力、焦虑会降低个体的思维能力，阻碍决策过程。护士在疲惫、注意力不能集中的状况下，难以保证决策的正确性。护士应深入了解所处情境中的信息，在临床护理决策中，避免不利因素的干扰。

2. 与决策有关的因素　临床护理决策涉及患者的临床表现、患者的行为反应、护理干预、决策周围的环境特征等诸多因素。因素的数量、因素本身都存在着不确定性，各种因素之间可能还存在冲突，这些都决定了决策的复杂程度。护理决策复杂程度越高，决策的难度越大。

3. 决策时间的限制　临床护士常常面对各种复杂问题，需针对不同的问题快速作出相应的决策，在规定期限内完成任务，以保证患者得到最佳的照护。但是时间太紧，容易导致护士在匆忙中作出不太满意的决策。

四、提高临床护理决策能力的方法

提高临床护理决策能力的重要措施之一是培养护士的评判性思维能力，此外，还有以下策略。

1. 遵守相关政策、法规和标准　相关政策、法规及护理工作标准能够为护士在法律、政策允许范围内进行临床护理决策提供依据，护士同时应以此规范自己的行为，以作出更好的临床护理决策。

2. 熟练运用护理程序　提高运用护理程序的能力和技巧，提高决策效率。如对相关问题有疑惑，不要盲目行动，应收集更多资料帮助决策。

3. 熟练掌握护理常用技术　有助于正确有效实施护理决策。

4. 终生学习，积累经验　注重学习他人的智慧，如向专家、同学、同事学习，有意识地训练和提高临床护理决策能力。同时，关注患者及家属的需要和意愿，鼓励他们参与决策。

第3节　循证护理

循证护理（evidence based nursing，EBN）是随着循证医学的发展而形成的。循证医学（evidence based medicine，EBM）是 20 世纪 70 年代开始形成和发展、派生于临床流行病学的一门新兴学科。循证医学对临床医学研究、医学教育与科研、卫生事业管理和医学信息研究都产生了巨大的影响，循证护理是循证医学在护理领域中的应用。

一、循证护理概况

循证护理又称实证护理，是以科学的事实证据指导临床护理实践，要求护士将临床经验与系统的研究实证相结合，以探索科学的护理工作方法，以提高护理学科的科学性与独立性。循证护理强调护士的知识与经验在寻求实证过程中的价值，并与临床实际相结合，使传统的经验主义护理模式转变为以科学研究成果为基础的新型护理模式，是护理领域发展的趋势。

循证护理为护理学科的发展带来了深远的影响，其中影响最大的是对护士的思维方式及工作方法的挑战。面对繁杂的护理工作和患者的多种需求，护士开始反思护理工作的有效性和临床意义。循证护理的观念和方法便可以帮助护士用科学的方法寻求信息、分析信息、利用信息，以解决临床实践中的实际问题。

（一）循证护理的概念

循证护理是指在计划护理活动过程中，审慎、准确、明智地应用最佳临床科学研究证据，并与护士的临床技能和经验、患者的愿望与实际情况相结合，作出符合患者需求的护理决策的过程。循证护理是一种科学的决策程序和工作方法。

循证护理以临床实践中的具体问题为出发点，将来自科学研究中的结论与临床技能和经验、患者的需求进行有效的结合，促进了直接经验与间接经验在临床护理实践中的应用。

（二）循证护理的形成与发展

循证卫生保健（evidence based health care，EBHC）的概念是由英国流行病学家科克伦（Archie Cochrane）提出并逐渐被广泛接纳，强调卫生保健人员必须以最新知识与证据为依据，进行相应的干预和专业活动。所谓"循证"就是围绕某一特定健康问题对大规模文献资料进行系统评价，根据系统评价形成浓缩的专业信息，并将其提供给卫生保健人员。科克伦协作网（The Cochrane Collaboration）于 1993 年在英国成立。

美国的临床流行病学家萨科特（David L. Sackett）对循证医学的发展作出了杰出的贡献。他先后在加拿大的麦克玛斯特大学（McMaster University）和英国的牛津大学（University of Oxford）任教授，1995 年，由萨科特任主编，美国内科医师学会与英国医学杂志出版集团共同组织与发行了《循证医学杂志》，该杂志作为学术交流与传播的平台，既重视证据的制作，也重视证据的传播，这是循证医学区别于以往传统医学的特点。1997 年萨科特主编的《循证医学》出版并被译为多种文字，在世界范围内被广泛地阅读。

循证护理是随着循证医学的发展而形成的，在国际护理领域的发展非常迅速，形成了多个国际性的循证护理网络，1996 年成立了全球第一个循证护理中心——英国约克大学循证护理中心，其为全球最早致力于循证护理的研究机构，并于 1998 年与加拿大 McMaster 大学共同创办了《循证护理》杂志。另外还有加拿大 McMaster 大学循证护理中心、澳大利亚 Joanna Briggs 循证护理国际合作中心（JBI）、美国明尼苏达大学循证护理中心、得克萨斯大学健康科学中心的循证护理学术中心（ACE）等。这些循证护理中心均通过开展系统综述、进行循证护理培训、利用网络和杂志传播最佳护理实践证据或临床实践指南（CPG）等推动全球循证护理的开展。

　　在我国，四川大学华西医院于 1999 年首先开始对护士进行循证实践的相关培训，并将循证护理的方法应用于临床。复旦大学护理学院于 2004 年成立国内第一个循证护理中心，致力于推广循证护理实践，并聚焦证据转化和证据应用，开展证据传播和临床应用，推动我国临床护理实践不断发展。

（三）循证护理的基本要素

　　循证护理是引导科学有效开展临床护理决策的理念和方法，其基本要素包括可获得的最佳证据、护士的专业判断、患者的需求和意愿、应用证据的情境。

考点
循证护理
的概念、
循证护理
的基本要
素

　　1. **最佳证据**　指来自设计严谨且具有临床意义的研究结论。通过各种途径获得的研究结果，需应用临床流行病学的基本理论、临床研究的方法学及有关研究质量评价的标准，经过严格界定和筛选，方可成为最佳证据。只有经过认真分析和评鉴获得的最新、最真实可靠、具有重要临床应用价值的研究证据才是循证护理应该采纳的证据。

　　2. **护士的专业判断**　开展循证护理时，护士必须具备对临床问题的敏感性，这与丰富的临床知识和经验、缜密的思维和熟练的临床技能密切相关。有经验的护士能够以其临床技能和经验判断患者个体或群体的健康状况、面临的问题与需求、干预措施的必要性，并为患者和家庭提供所需要的信息、支持性的措施等。例如，外科患者手术前禁食禁水的时间，有经验的手术室护士会发现患者在常规的禁食禁水过程中的问题，并敏锐地察觉改革常规的必要性。在进行相关证据收集时，护士同时还必须具备获取和评价研究论文质量的知识和技巧，并对文献质量进行严格评鉴，筛选出高质量的证据。因此，护士需要不断更新自身观念，丰富自己的理论、知识和技能，并将个人技能和临床经验密切结合，这是开展循证护理的重要保证。

　　3. **患者的需求和意愿**　证据能否应用于患者，解决其问题，取决于是否符合患者的需求。任何先进的诊治手段首先必须得到患者的接受和配合才能取得良好的效果，患者的需求和意愿是开展循证决策的核心，患者的需求具有多样性，同一种疾病的患者，在疾病的同一个阶段，其需求可能是不同的。现代护理强调为患者提供个性化、人文化的护理，护士运用循证实践的方法分析患者多种多样的需求，寻求满足其需求的最佳方式，而非一切按"常规"做。因为所谓"常规"往往强调群体，注重习惯；而"循证"则尽可能满足患者个体的利益和需求，遵循最科学的证据，破旧立新。

　　4. **应用证据的情境**　证据的应用必须考虑具体的情境，在某一情境下获得明显效果的研究结论，不一定适用于所有的临床情境，其与资源的分布、医院的软硬件、患者的经济情况与文化背景等密切相关。

（四）循证护理的临床意义

　　1. **有利于患者得到优质高效的护理**　对患者而言，即使在边远的山区或者护理发展落后的国家，循证护理也可为患者提供标准化的、经济的护理服务；同时以科学实证为依据的护理还可增加患者对治疗与护理的依从性。

　　2. **提升科学的护理实践活动，促进护理专业学科发展**　循证护理把某一特定干预方法的研究结果进行系统查询、严格评鉴、统计分析，将真实的科学结论综合后形成系统评价，并将系统评价结果制作成 "临床实践指南"（clinical practice guideline，CPG），提供给护士，有利于护士迅速地获取最佳最新科学证据。同时，应用证据时与自身的专业技能和经验、患者的需求结合起来，形成科学、可行的临床干预手段，并将其引入临床实践过程，最后评价证据应用后的效果。循证护理所倡导的是一种科学的决策方法和工作程序，运用循证护理可帮助护士建立科学严谨的、实事求是的专业态度和工作方法，为患者提供科学性与个别性相结合的护理决策，提升护理实践活动的科学性。

循证护理以护理研究为依据，制订临床护理实践指南，改变了临床护士以经验和直觉为主的习惯和行为，将护理研究和护理实践有机地结合起来，使护理真正成为一门以研究为基础的专业，证明了护理对健康保健的独特贡献，并有利于进一步的专业提升。

循证护理也使护理管理、护理教育面临新的发展。例如，护理教育者在教学环境中应使学生转变观念，运用评判性思维对现存的实践模式寻求实证，在将来的护理实践中不断改进护理质量。

3. 有利于有效利用卫生资源　在疾病谱转变、护士短缺、老龄化问题日益突出和卫生资源有限的当今社会，人们对卫生保健的需求日益增加，并促使人们期望高质量、高效率的卫生保健服务。而循证护理从临床问题出发，通过对已有的相关临床研究进行系统评价，形成系统评价报告，指导临床实践，因此循证护理可充分利用现有的研究资源，避免重复研究，同时减少实践中的变异性带来的不必要的资源浪费，节约卫生资源，并加速新知识和新技术的应用，以满足人群的卫生保健需求。

循证护理的理念将科学与技术结合起来，为成本与效益核算提供依据，要求医护人员在制订实施医疗护理方案时，考虑成本。这也有利于节约医疗资源，控制医疗费用的过快增长，具有不可忽视的卫生经济学价值。

链　接　循证资源

Cochrane library，简称 CL，是以协作网光盘或因特网形式发表的电子刊物，是目前临床疗效研究证据的最好来源。一年四期向全世界发行，是临床医学各专业防治方法最全面的系统评价和临床对照试验的资料库，是国际 Cochrane 协作网的主要产品，由英国牛津 Update Software 公司出版发行。在众多的临床医学数据库中，该数据库是以医护人员为对象的数据库，拥有按病种收集可能得到的全部高质量的临床试验所做的系统评价。系统评价摘要可在互联网免费查询。

澳大利亚 Joanna Briggs 循证护理中心，设在澳大利亚阿德莱德大学皇家阿德莱德医院，成立于 1996 年，是全球第二个循证护理中心，也是目前全球最大的推广循证护理的机构，该机构在美国、英国、加拿大、西班牙、南非、澳大利亚、泰国、新西兰和中国等设立共 20 余家分中心，遍布北美洲、欧洲、大洋洲、非洲、亚洲，目前建立了国际性的 JBI 循证护理全球协作网，进行护理相关证据的合成、传播和应用。

（五）循证护理的前景展望

卫生保健系统必须适应社会发展需求。循证护理是受循证医学的影响而产生的护理学科新领域，其核心思想是审慎、明确、明智地应用最新最佳证据，对不同个体患者的护理作出不同的决策，要求护士在计划其护理活动过程中，将科学证据与临床经验、患者需求相结合，获取证据，并根据获得的证据，制订临床护理决策计划，为患者提供科学、经济、有效的服务。循证护理强调从临床问题出发，因此，它的广泛开展将最终带来护理服务质量的提高，改变护理工作者单凭经验来进行工作的状态。循证护理要真正引领临床护理实践，必须做好以下几方面的工作。

1. **政策支持**　开展循证护理是一项从观念更新到实践方式改革的系统工程，循证护理的开展必须得到政府决策机构与行政管理层的支持。

2. **国内外循证实践机构广泛与密切的合作**　与国内外循证医学机构建立合作关系，以获取最新的信息和技术支持；医护之间建立多学科团队，开展循证实践上的合作。

3. **建立我国循证护理研究机构**　护理学科的发展为实施循证护理打下了基础。临床护理研究的数量迅速增加，急需循证护理研究机构对这些护理证据进行评鉴、综合、传播，并形成临床实践指南，提供给广大护理管理和实践者，指导护理实践的变革。

4. **人员培训**　需要对护士进行广泛细致的培训，才能使其掌握证据引入、证据应用与证据评价的方法，并主动、积极、充分地应用循证证据资源，将其付诸临床护理实践，提高护理质量。

总之，通过护理管理者、临床实践者、研究者、教育者的共同努力，通过与国内外多学科循证实践机构的密切合作，才能使循证护理逐渐在我国发展壮大，并指导临床护理实践。

二、循证护理的实施步骤

护士在临床工作中要对护理对象的健康问题进行决策，循证护理使临床护理决策能够依据科学研究的结果，而不仅是护士的个人经验，因此，极大地提高了决策的科学性、有效性。循证护理的实践过程是发现问题、寻找证据、解决问题的过程，可归纳为以下六个步骤。

（一）明确问题

明确临床实践中的问题，并将其特定化、结构化。护士在日常工作中常会遇到许多问题，长期以来护士多凭借自身的经验和直觉从事临床护理实践活动，许多方法并未得到证实。临床问题的提出，也就是确立了系统评价的题目。明确问题在循证护理工作中非常重要，是循证护理的起点，提出的问题应简明、准确、具体。例如，对留置导尿管患者，临床护理常规是每两周更换 1 次导尿管，有的医院则是每周更换 1 次。更换导尿管不但给患者带来痛苦，同时增加了泌尿系统感染的可能性。因此，临床问题是更换导尿管的最佳间隔时间是多少？

（二）寻求证据

根据所提出的临床问题进行系统的文献查询，收集研究证据，是循证护理实践一个不可缺少的重要组成部分。循证护理的证据来源主要包括系统评价、临床实践指南、概述性循证资源等，制订科学的检索策略，检索范围应尽可能广，通过系统的文献检索为循证护理实践获取最佳证据奠定坚实的基础。文献检索可以从常用的循证医学、循证护理数据库查询，如从 Cochrane 协作网、美国指南网、澳大利亚 JBI 循证护理中心网查询；也可从医学信息数据库查询，如从中文科技资料目录（医药卫生）、中国生物医学文献数据库、中文科技期刊数据库、万方数据库、Medline、PubMed 等查询，也可到相应网站直接查询，以获取广泛的资料。例如，关于"更换导尿管的最佳间隔时间"问题，通过检索 JBI 循证护理中心获得一项随机对照研究证据及多项国内其他研究证据。

（三）评价证据

对收集的证据的科学性、有效性、可行性、适宜性进行严格评价。检索到的原始文献是进行系统评价的基础，不同文献对系统评价的贡献是不同的，要进行严格评定，包括设计的严谨性、研究对象是否有代表性、资料收集整理是否真实、结果是否真实、统计方法是否正确等，对证据进行分级，对质量较高的文献进一步分析，形成系统评价，这是循证护理的关键环节。

如对"关于留置导尿患者更换导尿管最佳间隔时间"纳入的各项研究进行严格评鉴，包括设计的严谨性、结果的准确性和有效性、研究结果的实用意义等，并汇总相关证据，形成"关于留置导尿患者更换导尿管最佳间隔时间"的系统评价。通过系统的文献检索，发现一般硅胶导尿管在使用 3~4 周后才可能发生硬化现象，美国疾病预防控制中心推荐的实践原则：应尽量减少更换导尿管的次数，以避免尿路感染，导尿管只在发生堵塞时才更换。频繁更换导尿管不仅给患者带来不必要的痛苦，同时还浪费卫生资源，增加护士的工作强度。以往科研的实证还提示导尿管发生堵塞的时间有较大的个体差异，其中患者尿液的 pH 是影响微生物繁殖和尿液沉淀的重要因素，尿液 pH 大于 6.8 者发生堵塞的概率比尿液 pH 小于 6.7 者高 10 倍。随机控制设计的实验性研究结果表明，留置导尿管的患者可根据尿液 pH 分为高危堵塞类（pH＞6.8）和非堵塞类（pH＜6.7）两种，高危堵塞类患者更换导尿管的最佳间隔是 2 周，非堵塞类患者更换导尿管的最佳间隔是 4 周。

循证护理中，通常将研究证据按照其科学性和可靠程度分为以下五级。

Ⅰ级　强有力的证据，来自一项以上设计严谨的大样本随机对照试验的系统评价。

Ⅱ级　强有力的证据，来自适当样本量、设计合理的随机对照试验。

Ⅲ级　来自设计严密的非随机对照试验，某组前后对照试验。

Ⅳ级　来自多中心或研究小组设计的非实验性研究、系列病例分析、质量较差的病例对照研究。

Ⅴ级　专家意见、个案报告。

（四）传播证据

通过各种途径和媒介，如开展培训、组织讲座、发表论文、利用专业网站等形式，将所获得的证据传递给临床护理实践机构和相关人员。传播者需要周密地规划，明确目标人群（如护理管理者、临床护士、政策制定者等），设计专门的途径，精心组织内容、形式、方式等，以使证据更便捷、有效地传递给实践者，并应用于决策过程。例如，将"关于留置导尿患者更换导尿管最佳间隔时间"的系统评价的结论和意见推荐给有关医疗机构和医护人员。

（五）应用证据

将最佳证据与临床专业知识和经验、患者需求相结合，根据临床情景，作出最佳的临床决策，并应用于临床实践。例如，"关于留置导尿患者更换导尿管最佳间隔时间"的问题，需要根据实际患者年龄、病情、尿液的 pH 等作出符合实际的临床决策。即动态监测留置导尿患者尿液的 pH，并根据尿液 pH 把患者分类，对高危堵塞类患者，更换导尿管的时间为 2 周，对非堵塞类患者，更换导尿管的间隔时间为 4 周甚至更长。

考点
循证护理的实施步骤、实证分级

（六）评价效果

循证护理是一个动态发展的过程，须在实施后评价证据应用后的效果。通过自评（self-reflection）、同行评议（peer assessment）、评审（audit）等方式监测临床证据的实施效果。效果评价的反馈有助于护理研究质量的提高，使得循证护理更丰富、更确切。护士在实践循证护理研究的同时，要查看大量的最新文献，随时更新自己现有的知识。因此循证护理也是护士接受终身继续教育的方式之一，最终将促进临床护理质量不断提高。"关于留置导尿患者更换导尿管最佳间隔时间"经过论证实施后，还要不断通过院内感染控制中心监测其实施效果并给予评价，形成动态循环。

链 接   决策技能

决策者必须具备以下决策技能：①能够提出决策的核心问题；②能够通过文献检索找到所需证据；③能够评价相关研究的质量；④能够区分不同的证据及其适用性；⑤能够判断研究结果在类似人群中的推广性；⑥能够判断研究结果在本地人群中的适用性；⑦能够将依据证据的决策付诸实践。

循证护理的本质在于寻求最佳证据，将新的护理观念、方法应用于临床，其本身体现了科学性、严谨性，同时它对护士也提出了更高的要求。在实际工作中开展循证护理面临着许多问题：循证护理工作量大，需要集体合作；护士日常工作量较大，独立承担课题研究没有足够的时间支持；护士整体综合水平偏低，距离进行专项科学研究还有较大差距等。为了克服在开展循证护理工作中遇到的问题，护士可采取多种措施促进开展临床循证护理，如普及循证护理知识，将循证护理深入到护理教育中；大力开展循证护理研究，及时提供可利用的最可靠的科学证据；成立循证支持小组，提高护士循证能力；转变临床工作方法，充分利用护士人力资源开展循证护理；提高英语水平，有效解决阅读外文文献的困难；提供循证护理的机会和条件，给予相应的行政支持等。

开展循证护理应该是一个系统的过程，需要一定的学术基础、合作氛围、协作网络，而且需要丰富的资料来源，并有实践验证过程。因此，循证护理对建立护理学科的科学性和提高护理服务的有效性，促进护理理论的发展，指导护理实践有着积极的促进作用。循证护理为护理学的发展既提供了机遇，又提出了挑战。信息时代为知识共享提供了条件，护士可以通过各种途径获取相关知识，因此循证护理打破了轻视研究而基于习惯的传统，使得终身学习越来越重要。但是全球信息的庞大与冲突又妨碍了有价值研究的应用，如何应用循证护理获取有用的信息来帮助护士进行临床决策显得至关重要。循证护理面临许多困难，循证实践却和比任何时候更显得重要，因为它使护理向科学化的方向前进，并借此推动整个护理学科的发展。

自测题

A₁ 型题

1. 个体在复杂的情境中，在反思的基础上灵活应用已有知识和经验进行分析、推理作出合理的判断，在面临各种复杂问题及各种选择时，对问题的解决方法进行正确的取舍指的是
   A. 护理评判性思维   B. 评判性思维
   C. 临床决策   D. 循证思维
   E. 循证护理

2. 下列哪项不是评判性思维的标准
   A. 智力标准   B. 伦理标准
   C. 专业职责标准   D. 执行标准
   E. 评价标准

3. 评判性思维的核心因素是
   A. 智力因素   B. 认知技能因素
   C. 情感态度因素   D. 专业知识因素
   E. 专业职责因素

4. 护士应该明确为了达到目标，进行决策时要充分考虑达到目标的具体评价标准，这属于临床护理决策的
   A. 明确问题   B. 确定目标
   C. 选择方案   D. 实施方案
   E. 选择目标

5. 在事件的结局上不能肯定，但其概率可以估计的情况下护士作出的决策属于
   A. 确定型临床护理决策
   B. 风险型临床护理决策
   C. 不确定型临床护理决策
   D. 无风险型临床护理决策
   E. 稳定型临床护理决策

6. 护士与服务对象始终保持互动、双向信息交流的关系，属于
   A. 患者决策模式   B. 护士决策模式
   C. 共同决策模式   D. 家属决策模式
   E. 医生决策模式

7. 患者，男，72 岁，大学教授，高血压病 30 年加重 1 个月住院治疗。适用于该患者的最佳临床护理决策是
   A. 患者决策模式   B. 护士决策模式

   C. 共同决策模式   D. 家属决策模式
   E. 医生决策模式

8. 全球第一所循证护理中心是
   A. 加拿大 McMaster 大学循证护理中心
   B. 澳大利亚 Joanna Briggs 循证护理国际合作中心（JBI）
   C. 英国约克大学循证护理中心
   D. 美国明尼苏达大学循证护理中心
   E. 得克萨斯大学健康科学中心的循证护理学术中心（ACE）

9. 我国最早的循证护理中心是在哪年哪里设立的
   A. 1999，四川大学华西医院
   B. 2004，复旦大学护理学院
   C. 2002，山东大学护理学院
   D. 2005，浙江大学邵逸夫医院
   E. 2008，香港中文大学护理学院

10. 循证护理的基本要素不包括
   A. 最佳护理研究证据
   B. 丰富的临床经验
   C. 考虑患者的需求
   D. 实践技能
   E. 专门的执行人员

11. 研究人员通常将循证护理的证据来源按照其科学性和可靠程度分为五级，其中第四级为
   A. 强有力的证据，来自一项以上设计严谨的大样本随机对照试验的系统评价
   B. 强有力的证据，来自适当样本量、设计合理的随机对照试验
   C. 来自设计严密的非随机对照试验
   D. 来自多中心或研究小组设计的非实验性研究、系列病例分析、病例对照研究等
   E. 专家意见

12. 根据临床问题从循证医学、循证护理数据库查询收集研究证据的过程，是循证护理步骤中的
   A. 明确问题   B. 寻求证据
   C. 评价证据   D. 传播证据
   E. 应用证据

（刘媛航）

第 9 章

健 康 教 育

WHO 提出了"人人为健康，健康为人人"的全球战略目标，而健康教育是实现这一目标的重要策略之一。随着医学模式的转变和护理观念的更新，护理工作的核心不再是单一地解除疾病所带来的痛苦，更重要地是通过健康教育预防疾病和促进健康。因此，护理人员学习有关健康教育的基本知识，可以帮助其在工作中更好地选择健康教育的方法与途径，不断提升健康教育的能力。

第 1 节 概 述

案例 9-1

患者，男，火车站售票员，58 岁，身高 1.62m，体重 67kg，以晨起忙碌后出现头晕、目眩、恶心、呕吐等症状送来医院，检查血压 170/106mmHg，经住院治疗 1 周后，病情有所好转，要求出院。医生开具出院医嘱：氢氯噻嗪 25mg，口服，每日两次；美托洛尔 25mg，口服，每日两次。出院服药半个月后，患者血压降至 108/70mmHg，自认为好了，便停止服药，饮食照旧。于停药后 4 个月，又一次因连续劳累几小时后出现头晕、目眩、呕吐、心慌、心累，并伴心律失常、期前收缩等，血压 188/120mmHg。性格急躁，口味重。近几年睡眠情况越来越差，入睡困难、早醒。

问题： 1. 患者存在哪些高血压危险因素？

2. 分析患者自行停药和症状加重的原因。

3. 简述对该患者的健康教育策略。

考点
健康教育
的概念

一、健康教育的概念

健康教育（health education）是通过社会教育活动传播健康知识和技能，帮助人们树立健康观念，形成健康的行为，从而达到最佳的健康状态。

健康教育的发展已有 100 多年历史，但关于健康教育的概念尚未完全达成一致。1954年，WHO 在《健康教育专家委员会报告》中指出："健康教育和一般教育一样，关系到人们知识、态度和行为的改变。健康教育致力于引导人们养成有益于健康的行为习惯，使之达到最佳状态"。1988 年第十三届世界健康教育大会提出："健康教育是研究传播保健知识和技能，影响个体和群体行为，消除危险因素、预防疾病、促进健康的一门学科"。1991 年，100 多个国家的健康教育专家和代表在第十四届世界健康教育大会上重点指出："健康教育绝不是一般卫生知识的传播、宣传和动员，它的着眼点是行为问题，是人们建立与形成有益于健康的生活方式和行为"。

综上所述，健康教育是一项有计划、有目的、有评价的社会教育活动。该教育活动是通过信息传播和行为干预等手段,帮助个体和群体掌握卫生保健知识,树立健康观念,促使人们自觉、自愿地改变不良健康行为和生活方式,消除或减轻影响健康的危险因素,从而达到预防疾病、促进健康的目的。

二、健康教育的意义

(一)健康教育是实现初级卫生保健的需要

"人人享有卫生保健"是全球卫生战略目标,初级卫生保健是实现这一目标的基本途径和策略,而健康教育是初级卫生保健八项要素之首。《阿拉木图宣言》指出:"健康教育是所有卫生问题、预防方法及控制措施中最为重要的,是能否成功实现初级卫生保健任务的关键"。

(二)健康教育是提高自我保健意识的需要

随着我国疾病谱的变化,一些与不良健康行为、生活习惯、职业环境等因素密切相关的慢性病成为威胁人们健康的主要因素。健康教育可以使人们了解和掌握自我保健知识,自觉地采纳有益于健康的行为和生活方式,提高个人的自我保健能力。同时可以明确政府及社会对健康应负的责任,使公众能作出有利于健康的选择,更有效地维护自身的健康和生存环境。

(三)健康教育是节约医疗卫生资源的需要

半个多世纪以来,无论是发达国家还是发展中国家,医疗卫生费用都呈上升趋势。我国的医疗卫生费用占国民生产总值(GDP)的比例与发达国家相比相对较低,但医疗卫生费用的增长速度却比 GDP 的增长速度更快。健康教育实践充分证明,人们只要改变不良的行为方式和生活习惯,采取有益于健康的行为,就能有效地降低疾病的发病率和死亡率,减少医疗费用。健康教育的成本投入所产生的效益,远远大于高昂医疗费用投入所产生的效益。"花 1 元钱给健康教育,可节省 100 元的抢救费"。WHO 指出:"1 美元的健康投资可取得 6 美元的经济回报"。可见健康教育是一项投入低、产出高、效益好的投资行为,是节约卫生资源,提高人们健康水平的有效措施。

链 接 花1元钱给健康教育,可节省100元的抢救费

"九五"国家重点攻关项目"社区人群的高血压防治"研究得出的结论:花1元钱给健康教育,可节省100元的抢救费。在中国,1元的健康教育投资可节省8.59元医疗费用,投资效益比是1:8.59;而临床实践表明,若到了疾病的中晚期,由于治疗费用呈几何级数增长,这个比例则变成1:100。

美国疾病预防控制中心曾研究指出,美国男性公民不吸烟、不过量饮酒,其期望寿命可延长10年,而每年数以千亿美元的临床医疗技术的投资却难以使全美人口平均期望寿命增加1年。

(四)健康教育是提高护理服务质量的需要

在医院工作中,护理人员是健康教育的主要承担者。通过教给患者相关的医学保健知识,可以提高患者的自我照顾能力,减少并发症的发生,缩短住院时间,促进患者早日康复。这不仅有利于建立良好的护患关系,更有利于增加患者对治疗、护理效果的满

意度，减少医疗纠纷的发生，提高医疗护理服务质量。

三、护士在健康教育中的作用

（一）为服务对象提供有关健康的信息

健康教育的服务对象是整个社会人群，可以是个体，也可以是群体；可以是健康人，也可以是患者。护士应根据服务对象的特点和需要，为其提供有关预防疾病、促进健康的信息，唤起人们对自身及社会的健康责任感，使其投入到健康教育和健康促进活动中，提高公众的健康水平。

（二）帮助服务对象认识影响健康的因素

影响健康的因素多种多样。护士应帮助人们认识危害健康的不良行为习惯、生活方式及环境因素，根据个体、家庭、社区的具体情况，有针对性地教育人们保护环境，鼓励人们保持健康的生活方式和行为习惯，提高人群的健康素质。

（三）帮助服务对象确认存在的健康问题

护士通过对个人、家庭、社区健康状况的全面评估，帮助服务对象判断其现存和潜在的健康问题，通过健康教育，协助他们解决问题，恢复和保持健康。

（四）指导服务对象采取健康的行为

护士通过健康教育为服务对象提供保健知识和技能，帮助他们解决自身的健康问题，从而提高人群的自我保健能力。例如，教育儿童正确的刷牙方法和预防龋齿的知识，教会女性自我检查乳房的方法，为老年人举办健康生活讲座等。

（五）开展健康教育研究

对我国而言，健康教育还是一门年轻的学科，需要不断地完善和提高。护理人员是卫生保健工作的重要成员，是健康教育的主力军。因此，针对不同人群、不同领域，加强对健康教育的方法与手段的研究，提高健康教育的成效也是护理工作者义不容辞的责任。例如，针对不同疾病患者的健康教育，不同职业人群的健康教育，不同年龄阶段人群的健康教育；针对城市、农村、学校、工厂等不同社区的健康教育；针对不同领域的健康教育，如环境保护的健康教育、心理卫生的健康教育、生殖健康教育、滥用药物的健康教育及死亡的健康教育等。

第 2 节   健康教育的模式

健康教育的核心是通过教育，促使个体或群体的健康行为习惯改变。健康教育相关模式可以帮助理解、分析行为变化的过程，是评估健康需求、实施健康教育计划、评价健康教育结果的理论框架。各国学者提出了多种健康教育理论模式，其中应用较多的模式有知-信-行模式和健康信念模式。

一、知-信-行模式

（一）知-信-行模式概述

知-信-行模式（knowledge-attitude-belief-practice，KABP 或 KAP）即知识、信念和行为模式的简称。该理论提出了知识、信念和行为之间的递进关系，将人们行为改变分为获取知识、产生信念和改变行为 3 个连续的过程。"知"，是指对疾病或危害健康的相关知识的认知和理解。"信"，是指对已获得的相关知识的信任，对健康价值的态度。"行"，是指在健康知识、健康信念的动力下，产生有利于健康的行为。该理论认为知识是行为改变的基础，信念和态度是行为改变的动力。只有当人们了解并掌握了有关健康的知识，建立起积极、正确的信念和态度时，才有可能改变危害健康的行为，形成有益于健康的行为。

（二）知-信-行模式在健康教育中的应用

按照知-信-行模式开展健康教育活动，首先要将知识传播给学习者。例如，进行预防艾滋病健康教育，首先要通过多种方式，将艾滋病的病因病理机制、传播途径、预防方法、严重危害及全球蔓延趋势等信息传授给学习者，使其认识这种疾病。其次要帮助学习者确立正确的信念，知识必须转变成信念才能支配人的行动。以预防艾滋病为例，只有当人们接受了有关艾滋病的知识，并意识到它的危害性，通过思考增强对保护自己和他人健康的责任感时，才会产生预防艾滋病的心理需要，才能确信只要杜绝传播艾滋病的行为，就一定能预防艾滋病。在这样的信念支配下，方能产生预防艾滋病的积极态度，摒弃相关的危险行为，达到健康教育的目的。

人们从接受知识到改变行为是一个漫长而复杂的过程，知、信、行三者之间只存在因果关系，并没有必然性。当一个人的信念确立以后，如果没有坚决转变的态度，改变行为的目标也不会实现。例如，人们都知道吸烟有害健康，有许多人甚至包括知识分子、医务人员长期吸烟，还明确表示反对自己的后代吸烟，而自己却难以有戒烟的行动。可见只用知-信-行理论模式指导健康教育，实际工作的效果是受诸多因素限制的。

二、健康信念模式

健康信念模式（health belief model，HBM）是运用社会心理学方法解释健康相关行为的重要理论模式。该模式阐述了健康信念对人们健康行为的影响，强调个体的主观心理过程，即期望、思维、推理、信念等对行为的主导作用，说明健康信念是人们接受劝导、改变不良行为、采纳健康行为的关键。健康信念模式主要由三部分组成：对疾病的认知、提示因素、影响及制约因素。

（一）对疾病的认知

1. **对疾病易感性的认知** 指主观上认为可能患病的概率，即个体对自己罹患某种疾病或陷入某种疾病状态的可能性的认识，包括对医务人员判断的接受程度和自己对疾病发生、复发可能性的判断等。一般来讲，个体认为受疾病侵袭的可能性越大，越容易采取预防行为。但人的认知有时与实际易感性有很大差异。如有的人认为艾滋病很容易感染，哪怕是与艾滋病患者握手或面对面交谈都可能被传染，从而采取过度防护措施。

2. **对疾病严重性的认知** 指对疾病可能产生的严重后果的认识程度，即个体对罹患某种疾病的严重性的看法，包括对疾病临床后果的判断，如死亡、伤残、疼痛等；对疾病社会后果的判断，如家庭矛盾、经济压力、工作烦恼等。一般来讲，个体越是相信疾病后果严重，越有可能采取健康行为。

3. **对采取健康行为有效性的认知** 指人们相信采取某种健康行为或摒弃危险行为

一定会对预防某种疾病或减轻疾病严重后果有益。例如，相信低盐、低脂饮食对降低心血管疾病的发生率是有用的。

4. 对采取健康行为障碍的认知   指对采取健康行为可能会遇到的困难与问题的认识。例如，实施某种健康行为经济花费太大、可能带来痛苦、与日常生活的时间安排有冲突等。个体对这些困难的足够认知和战胜困难的决心，是使行为巩固持久的必要前提。一般来讲，个体对某种疾病的易感性及严重程度认识越深，对健康行为的益处信念越强，则采取健康行为的障碍越少，越容易采纳医护人员所建议的预防性措施。

（二）提示因素

提示因素是指促使或诱发健康行为发生的因素，包括大众媒介的宣传、医务人员的建议、家人或朋友的忠告、同事或熟人患病等。提示因素越多，人们采纳健康行为的可能性越大。

（三）影响及制约因素

影响及制约因素包括个人因素及心理社会学因素，如年龄、性别、职业、种族、文化程度、人格特征、社会层次、社会压力、社会支持系统等。一般来讲，文化程度及社会地位较高者、老年人、曾经患过病或有一定医学知识的人，较愿意采纳所建议的健康行为。

健康信念模式在健康教育和健康促进中的应用越来越广泛，它是用于指导各种健康相关行为改变的一种最常用的模式。健康信念模式指导健康教育工作者从影响公众的健康信念入手，通过报纸、杂志、手册、网络等媒介宣传预防疾病的知识，帮助公众形成正确的健康认知，增强健康的信念，使其愿意主动采取积极的预防措施，从而达到防治疾病的目的。

第3节   健康教育的原则、程序

健康教育是一项系统而复杂的教育活动，必须遵循一定的原则、方法和科学程序，才能达到教育的目的，促使个体和群体改变不健康的行为和生活方式。

一、健康教育的基本原则

（一）科学性和可行性原则

健康教育内容的科学、正确、翔实是达到教育目的的首要环节。健康教育的内容必须有科学依据，引用的数据要可靠无误，举例应实事求是，不可夸大一些药品、食品及锻炼方法的效果。同时应注意摒弃陈旧过时的内容，及时运用新的科学研究结果。

人们的许多不良行为或生活方式受社会习俗、文化背景、经济条件、卫生服务等影响，如居住条件、饮食习惯、工作环境、市场供应、社会规范等，因此，健康教育必须考虑到以上制约因素，必须建立在符合当地社会、经济、文化及风俗习惯的基础上，否则难以达到预期的目的。

（二）规律性和累积性原则

健康教育要遵照不同人群的认识、思维和记忆规律，由简到繁、由浅入深、从具体到抽象地进行。学习是一个循序渐进的过程，拟订教育计划时应注意学习的重复性和学习效果的累积性，注意再次学习内容应该建立在上一次学习的基础之上，且每次的教学内容不宜安排过多，逐渐累积才能达到良好的学习效果。

（三）针对性和保护性原则

健康教育对象的年龄特征、健康状况、学习能力等千差万别，对卫生保健知识的需求也不尽相同。因此，在实施健康教育之前，要全面评估他们的学习需要，在此基础上制订有效可行的教育计划。例如，对糖尿病患者应重点讲解饮食护理和尿糖检测方法；对高血压病患者应重点讲解血压的测量和观察知识。在实施健康教育时，还应根据不同人群的特点，采用不同的教育方法，设计与教育对象年龄、性别、爱好、文化背景等相适宜的教学活动。例如，老年人，由于记忆力、听力和视力都有不同程度的下降，所以在教学时应注意重复和强化。

在开展健康教育时，必须注意对学习者身心的保护。例如，对患有"不治之症"的患者，在评估其心理承受能力有限或毫无心理准备时，医护人员应采取必要的保护措施，避免患者遭受突然的心理打击。

（四）启发性和通俗性原则

健康教育不能靠强制手段，而应通过启发教育，让人们理解不健康行为的危害性，形成自觉的健康意识和习惯。为了提高教育效果，可采取多种启发性教育活动，如用生动的案例，组织同类患者交流经验与教训，其示范和启发作用比单纯的说教效果更好。

许多健康知识抽象，理解难度较大，运用形象直观的现代技术手段，如影像、幻灯片、动画，可以生动地展示教学内容，有利于提高人们的学习兴趣和对知识的理解。

开展健康教育工作时，尽量避免过多地使用医学术语，应采用学习者易于接受的通俗易懂的语言。例如，在讲解健康知识时，对于儿童可使用形象生动的比喻和儿化语言；对于文化层次较低的群体尽量使用大众化语言或当地的俗语，可以帮助其更好地理解。

（五）合作性和行政性原则

在卫生保健服务中，要求个人、家庭、社区、卫生专业人员、卫生服务机构和政府共同承担健康促进的责任，才能成功实现健康教育的目标。因此，健康教育活动不仅需要教学对象、教学者的参与，也需要动员社会和家庭等支持系统的合作参与，如父母、子女、同事、朋友等的支持配合，以帮助学习者采取健康行为。

考点
健康教育的基本原则

健康行为并非完全是个人的责任，政府部门的领导与支持是推动全民健康促进活动最重要的力量。医疗卫生部门的作用已经不仅仅是提供临床与治疗服务，开展健康教育和健康促进活动也包含在整个医疗卫生计划内，应安排专人、专项经费有效地推动健康教育的开展。

二、健康教育的程序

健康教育是一个连续不断的过程，采用程序化健康教育能够提高患者的健康知识水平和对治疗的依从性，有助于患者的康复及生活质量的提高，健康教育程序包括评估教育需求、设立教育目标、制订教育计划、实施教育计划、评价教育效果五个步骤。

（一）评估教育需求

评估教育需求是指收集学习者的有关资料和信息，进行整理、分析，对他们的教育需求作出初步的估计。评估的内容主要包括学习者的学习需求、学习能力、教学资源和教育者的准备情况等。

1. 评估学习需求　在进行健康教育前,需要了解学习者的基本情况,包括健康状况、社会文化背景和心理状态,如职业、信仰、文化程度、工作环境、生活方式、行为习惯、经济条件及对健康教育的兴趣和态度等,判断学习者对健康知识和健康技能的缺乏程度,确定健康教育的主要内容。不同个体教育内容有所不同,如对产妇教育内容重点是产褥期保健、新生儿喂养及护理;对等待手术患者重点是帮助其解除对手术的恐惧,积极配合术前准备;对脑血管疾病后遗症患者教育重点是功能锻炼的意义和方法。

2. 评估学习能力　了解学习者的年龄、听力、视力、记忆力、反应能力等,以便选择适宜的学习方法和内容。例如,对视力下降者可采用讲解式教育;对听力障碍者可采用演示、图片等方式;对小儿采用讲故事、做游戏、看动画片等方式;对记忆力、反应能力下降者应耐心、细致,做到反复、强化;对有剧烈疼痛、身体不适、疲乏等情况的患者,可适当推迟健康教育的时间或简单交代重点事项,待患者状况好转后再进行。

3. 评估教学资源　评估达到健康教育目标所需要的时间、参与人员、教学环境、教学资料及设备(如幻灯、投影、小册子)等。

4. 评估准备情况　在进行健康教育前,教育者应对自己的准备情况进行评估。包括计划是否周密、备课是否充分、教具是否齐全、对象是否了解等,以指导自己做好充分准备。

(二)设立教育目标

目标是行动的指南,明确健康教育的具体目标有助于教育计划的实施,也是评价教育效果的依据。

1. 教育目标的分类　教育目标大致可分为知识目标、态度目标和技能目标三类。

(1)知识目标:学习者对所需健康知识的理解和接受。例如,认识哮喘的诱发因素和先兆症状。

(2)态度目标:学习者健康相关态度的形成或改变。例如,接受患病事实,承认自我保健的责任。

(3)技能目标:学习者掌握某种操作技能,达到一定的熟练程度。例如,能进行胰岛素自我注射。

2. 设立目标的注意事项　设立教育目标时要注意以下三点。

(1)目标应具有针对性和可行性:要充分考虑学习者的学习能力、学习需求等,使所定目标切实可行。

(2)目标应具体、明确:目标应表明具体需要改变的行为、达到的程度及预期时间等。目标越具体、明确、可测量,越具有指导性。例如,实施戒烟的目标,可以明确到每日减少 2 支烟。

(3)目标应以学习者为中心:制订目标时要充分尊重学习者的意愿,通过共同商讨,达成共识,有利于调动学习者的主观能动性,取得较好效果。

(三)制订教育计划

计划是为了实现教育目标而制订的详细措施和步骤。计划可以使工作变得井然有序,减少不确定性和变化的冲击,同时计划也是一种协调,可以减少重叠性和浪费性的活动。

因此，一个好的计划是实现目标的行动纲领。

1. 确定教育内容　教育内容必须以教育目标为导向，适合学习者的年龄特点、学习能力和学习需求。制订计划时要列出实现计划所需的各种资源，可能遇到的问题和障碍，找出相应的解决办法，确定计划完成的时间。

2. 教育计划成文　一份完整的教育计划应以书面形式表达出来，包括参加人员，教学内容，具体时间、地点、方法、进度，所需设备、资料等都应有详细的说明。

（四）实施教育计划

实施教育计划就是将计划付诸实践的过程。在实施计划前，应对参加健康教育的人员进行相应的培训，使其详细了解教育目标和具体任务。在实施计划过程中，要与学习者建立和谐的人际关系，创造轻松、愉快的学习环境；要尊重学习者，对他们的不健康行为应循循善诱，不可横加指责，注意保护他们的隐私；要及时了解教育效果，定期进行阶段性的小结和评价，根据需要对计划进行必要的调整，以保证计划的顺利进行。

（五）评价教育效果

评价教育效果是将健康教育结果与预期教育目标进行比较的过程。评价的目的在于及时修改和调整教育计划、改进教学方法、完善教学手段，以取得最佳的教学效果。

健康教育效果评价分为阶段评价、过程评价和结果评价。评价的内容包括：所提供的健康教育内容是否为公众所需要，教学目标及计划是否切实可行，教育计划是否得到有效执行，是否达到教学目标，是否需要修订教育计划等。

考点
健康教育
的程序

第4节　健康教育的方法

健康教育的方法有多种，工作中可根据教育目的，针对不同的学习者，选择相应的教育方法。

一、专题讲座

专题讲座是一种比较正式、传统和最常用的健康教育方式，一般由专业人员对有关健康的某个专题进行讲授，以口头语言为主，配合文字资料、幻灯片、图片等，将信息传达给学习者。例如，针对糖尿病的预防保健知识举办讲座。这种方式容易组织，适用于除儿童以外的各种大小团体，能在有限的时间内，将知识传授给许多人。但是该教学方法是一种单向性思想传递方式，教学效果与讲授者个人的语言素养关系较大，如果听众多，讲授者无法与听众进行良好的沟通，不能充分照顾听众的个别差异。为了提高教学效果，讲授者应针对听众备课，选择适宜的教学环境，注重讲授技巧，把握好授课时间，一般以30~60分钟为宜。

二、小组讨论

讨论法主要是针对学习者的共同需要，或存在的相同健康问题，以小组或团体的方式进行健康信息的沟通及经验交流。讨论法使学习过程变被动为主动，大家就共同关心的问题展开讨论，各抒己见，有利于提高学习兴趣，加深对问题的认识和理解，促使态度或行为的转变。参加小组讨论的人员以8~15人为宜，尽量选择年龄、健康状况、文化程度等相似的人组成同一小组。在讨论过程中，主持者应注意调节气氛，适时予以引导、提示、鼓励和肯定，在结束时对讨论结果进行简短的归纳和总结。

三、个别会谈

个别会谈是指健康教育者根据学习者已有的知识经验，借助启发性问题，通过口头问答的方式，引导学习者比较、分析、判断来获取知识的教学方法。常用于家庭访视、保健门诊、卫生所诊治患者时，是一种简单易行的健康教育方法。会谈时应注意与学习者建立良好的关系，及时了解其存在的困难和问题，以便实施正确的健康教育。

四、阅读指导

阅读指导是由健康教育者指导学习者阅读一些书面材料，如保健书籍、报刊、传单、小册子等，从中获取健康知识。这种方法不受时间、空间限制，资料保存时间长久，有一定阅读和理解能力的人均可接受。准备资料时可适当配以图表、照片等可视性强、色彩明亮、对比适度的材料以帮助理解，儿童采用卡通图片效果更佳。

五、角色扮演

角色扮演法是制造或模拟一定的现实生活场景，使教学内容剧情化，由学习者扮演其中的角色，并将角色的言语、行为、表情及内心世界表现出来，使之在观察、体验和分析讨论中理解知识，受到教育。此法适用于儿童和年轻人。

六、示范练习

示范练习法由健康教育者演示某项操作技术，并详细讲解该项操作的步骤及要点，然后在教育者的指导下让学习者模仿、练习，在结束时让学习者演示，以便了解和评价掌握的情况。该方法适用于教授操作技术或技巧，如糖尿病患者自己注射胰岛素。

七、实地参观

实地参观是根据教学目的，组织学习者到实际场景观察某种现象，以获得感性知识的教学方法。例如，带领孕妇实地参观产房，以降低初产妇对分娩的恐惧感；组织术前患者会见术后恢复较理想的患者，以增强患者对手术治疗的信心。

八、视听教学

视听教学是采用图表、模型、标本或录像、电视、电影、广播及计算机辅助教学等视听材料与手段，进行健康教育的方法。这种方法内容形象、生动，能激发学习者的学习兴趣，教育效果好。图表、模型的展示可以在农村、街道、病房等地，时间可长可短。视听教学既可针对个体，也可针对群体，但是成本较高，需要一定的设备和经费保障。

上述教育方法各有特点，护理人员可以根据情况综合采用一种或几种方法。总之，在健康教育中，护理人员应清醒地认识到灵活的教育方法和娴熟的教育技巧是顺利开展健康教育的保证。

综上所述，健康教育对于提高人们健康素质，实现初级卫生保健，促进国家卫生事业发展具有重要意义。健康教育是一项需要各级组织、政府为龙头，医务人员为骨干，全民共同参与的系统工程。健康教育既是一门技术，更是一门科学，需要在实践中不断发展和完善。

考点
健康教育
的方法

自测题

A₁/A₂ 型题

1. 健康教育的最终目标是
    A. 帮助人们掌握基本的保健知识和技能
    B. 引导人们树立健康观念
    C. 要求人们自觉采纳有利于健康的行为和生活方式
    D. 改善、维护和促进个人、家庭、社区的健康
    E. 减少和预防疾病

2. 护士在健康教育中的作用不包括
    A. 为护理对象提供有关健康的信息
    B. 帮助服务对象确认存在的健康问题
    C. 改善护理对象生活环境中的不良因素
    D. 指导护理对象采纳健康行为
    E. 开展健康教育研究

3. 实施健康教育时，护士应遵循的基本原则不包括
    A. 科学性原则　　　B. 通俗性原则
    C. 累积性原则　　　D. 行政性原则
    E. 相对性原则

4. 下列关于健康教育程序的描述，不正确的是
    A. 健康教育是一个系统的、连续不断的过程
    B. 健康教育程序应遵循护理程序的总体要求
    C. 健康教育由评估、设立目标、制订计划、实施计划、效果评价等环节组成
    D. 通过实施健康教育计划达成教育目标
    E. 评价只是在健康教育程序完成后对效果的检测

5. 健康教育中学习态度评估的重点是
    A. 文化程度　　　B. 阅读能力
    C. 反应速度　　　D. 记忆力
    E. 健康的价值观

6. 运用"知–信–行"模式解释个体的戒烟行为，属于"动力因素"的是
    A. 说明吸烟的危害
    B. 强调戒烟的益处
    C. 讲解戒烟的方法
    D. 形成吸烟危害健康的信念
    E. 产生戒烟行为

7. 健康信念模式认为个体改变不良行为的关键在于
    A. 对影响健康的因素的认知
    B. 健康信念的形成
    C. 对健康理论的理解
    D. 对自我效能的认识
    E. 对行为效果的期望

8. 患者，男，57 岁。身高 168cm，体重 76kg，空腹血糖 8.8mmol/L，餐后 2 小时血糖 11.6mmol/L，诊断为 2 型糖尿病，当前对该患者进行健康教育的最重要目标是
    A. 学会注射胰岛素
    B. 学会使用口服降糖药
    C. 建立合理的饮食和运动习惯
    D. 避免摄入含糖量高的食物
    E. 了解糖尿病的相关知识

9. 患者，男，50 岁。患高血压 2 年，护士给予健康教育处方，下列叙述正确的是
    A. 坚持服用自购降压药
    B. 每日应大运动量锻炼
    C. 避免受风寒
    D. 烹调食物时应限制食盐
    E. 自测血压时可左右手臂交替测量

A₃/A₄ 型题

（10～12 题共用题干）

患者，48 岁，企业老总，因工作需要经常加班熬夜，在外应酬，喜食油腻的高蛋白、高脂肪食物，并大量吸烟、饮酒，近来发现体重迅速增加，体力和精力降低。

10. 对于该患者，最主要的学习需求是
    A. 如何减轻工作强度
    B. 如何戒烟、戒酒
    C. 如何建立正确的生活方式和行为习惯
    D. 怎样快速减肥
    E. 肥胖的不良后果

11. 对于该患者，最合适的健康教育目标是
    A. 戒烟、戒酒
    B. 限制高蛋白、高脂肪食物
    C. 多休息
    D. 减轻工作压力
    E. 建立良好的生活方式和饮食习惯

12. 对该患者，适宜的健康教育方法为
    A. 个别会谈　　　B. 实地参观
    C. 专题讲座　　　D. 小组讨论
    E. 阅读指导

（林　慧）

第 10 章

护理职业安全与防护

案例 10-1

护士刘某，26 岁，在消化科病房从事护理工作 3 年。她在为一名患者抽血时，未戴手套，抽血后双手回套针帽，不慎左手被针刺伤，未按职业暴露处理流程进行处理，只做了简单的止血。3 个月后刘护士进行婚前检查，实验室检查：HIV 阳性。

问题： 请分析导致刘护士感染 HIV 的原因是什么？

随着社会的进步、医学科学的发展及护理模式的改变，人们对护理质量提出了更高的要求。由于各种诊疗技术的推广，各种新型化学药物和高新技术的临床应用，临床护士的职业危害因素更加复杂化、多样化，由于工作环境、工作强度、服务对象的特殊性，护士常暴露于多种职业性危害因素之中。因此，护士应具备对各种职业性危害因素的认识、处理及防范的基本知识和能力，以减少职业伤害，保护自身安全，维护自身健康。同时，加强护理职业安全与防护，是提高护理质量的保证，也是衡量医院护理管理水平的标准。

第 1 节 护 理 安 全

一、护理安全概述

护理安全是护理质量高低的重要评价，也是维护和促进人类健康、减轻痛苦、提高生命质量的基本保障，因此，加强护理安全管理，采取有效措施控制或消除不安全因素，能有效地避免医疗纠纷，为护理对象提供优质满意的护理服务，对维护医院正常工作秩序和社会治安起到重要的作用。

（一）护理安全概念

考点
护理安全、护理缺陷的概念

护理安全是指患者在接受护理的全过程中，不发生法律、法规规定允许范围以外的心理、机体结构或功能上的损害、障碍、缺陷或死亡。从广义的角度和现代护理管理的发展看，护理安全还应包括护士的职业安全，即护士在执业过程中免受到不良因素的影响和损害。护理安全是护理管理的重要内容，是保证患者得到良好的护理和优质服务的基础，是提高患者满意度的主要指标。

（二）护理缺陷

护理缺陷指在护理操作及观察过程中，由于主观或客观原因，违反医疗卫生管理法律、法规、部门规章制度、护理规范和常规，给患者带来各种身心损害的护理事故及其他护理差错或护理缺点，包括护理服务质量缺陷、护理技术缺陷和护理管理缺陷。

1. **护理服务质量缺陷**　指在护理服务中，护士未按护理法律、法规及医院规章制度规定的服务标准为患者提供服务，违反护理职业道德要求，责任心不强而造成的缺陷。例如，交接班不清、不认真查对、配错药、输错液、不规范执行消毒隔离制度和无菌操作规程，均属于服务质量缺陷的范畴。

2. **护理技术缺陷**　指在护理技术操作中，护士违反技术操作规程、技术操作不熟练或处置不符合护理技术准则，在技术上存在着明显不足。例如，对可避免的并发症和后遗症的预防、处置不当等技术原因而导致的损害。

3. **护理管理缺陷**　指在护理活动的管理过程中，由于管理制度不健全，制度落实不到位、制度实施和监督无力、护理管理人员科学规范化管理素质欠缺，造成护理服务质量、技术质量低下。

> **链　接**　护理事故、护理差错、护理缺点的区别
>
> 护理事故：指在护理工作中，由于护士的过失，造成患者死亡、伤残或组织器官损伤而导致功能障碍。
>
> 护理差错：指在护理工作中，因责任心不强，不严格遵守规章制度及技术操作规程或技术问题等原因，给患者造成精神及肉体的痛苦，或影响医疗护理工作正常进行，但未造成严重后果。
>
> 护理缺点：指在护理工作中，由于护士工作中责任心不强，粗心大意，使工作中出现缺点，但对患者未造成任何不良后果或不良影响。

二、护理安全的重要性及意义

（一）护理安全能衡量医院护理质量管理水平

护理安全可以反映医院护理规章制度是否健全、护理技术措施落实是否到位、护理风险控制是否周密、护理安全措施是否有保障等综合管理水平。在临床工作中，护理人员不仅要为患者提供优质服务，还要防止护理差错事故的发生，只有加强安全意识，落实安全措施，做好护理安全监控，强化护理安全管理，才能最大限度地防止护理纠纷、护理差错与护理事故发生，从而促进护理质量的不断提高。因此，护理安全是衡量医院护理管理水平高低的重要标志。

（二）护理安全能展示护士的综合素质

护理安全能从护士的法律意识、防护意识、职业道德、工作态度、责任心、技术水平、沟通能力等方面体现出来。护士较强的法律意识和防护意识、良好的职业道德、对工作的高度责任心、娴熟的护理技能、良好的沟通能力，可创建和谐的护患关系，为患者提供安全可靠的护理服务，轻松的情绪可有效地减少差错事故的发生，能赢得患者的信任，减少护患纠纷。

（三）护理安全直接关系到患者与护士的安全

护理工作中存在着许多不安全因素，一旦发生安全事故，将会增加患者痛苦，导致病程延长，或给患者造成器官功能障碍、致残，甚至威胁患者生命；还可引发医疗纠纷，

直接影响到医院和护士自身安全，使医院工作无法正常运行。护理安全是护理工作的核心，每一位护理人员必须具备慎独精神，时刻高度警惕护理安全。这是护理工作的特殊性所决定的。

（四）护理安全将直接影响到护理工作效率与医院的效益

护理安全与护理工作效果密切相关，安全有效的护理活动可促进患者早日康复，增加患者的信任度，有利于提高护理工作效率。护理不安全因素引发的后果（护理差错或护理事故），不仅使医院的形象受到破坏，给医院的信誉造成负面影响，而且还增加医疗费用的支出及物资消耗，使医院成本上升，增加患者经济负担和医院额外开支。

三、影响护理安全的相关因素

考点
影响护理安全的主要因素

（一）护士因素

1. **护士职业素质偏离**　护士职业道德素质、文化素质、心理素质、身体素质偏离了护士职业素质的要求，易造成因语言、行为不当或过失，给患者带来身心的伤害，使患者产生不安全感。例如，服务不周、态度生硬、沟通冲突、动作过重、无耐心、玩忽职守等。

2. **护士法律意识不强**　①法律意识淡漠，在与患者沟通时说话不谨慎，或在治疗护理操作时动作不规范、不熟练等，引发患者和家属对治疗效果不信任，从而引发护患纠纷。②消毒隔离意识不强，无菌操作不规范，导致医院内感染。③不重视自身业务学习、技能训练，导致技术操作失误或错误。④在护理过程中的自我防护意识不强，怕麻烦、怕浪费、存在侥幸心理，导致生物、化学、物理、社会心理因素的损伤。⑤缺乏慎独精神，如个别护士在没有他人监督的情况下，自我放松，未严格执行"三查七对"制度、交接班制度等；或未细心观察病情；或违反护理操作常规等，这些因素都是可能导致护理差错与事故的最大隐患。因此，作为护理人员必须对护理工作精益求精，随时用法律的准则来约束自身的行为，从而避免或杜绝医疗差错、事故、纠纷的发生。

> **链接**　慎独
>
> "慎独"是我国古代儒家总结出来的具有我国民族特色的自我修身方法，最早见于《礼记·大学》和《礼记·中庸》。慎独是一种修养，是一种自律，是一种坦荡。
>
> "慎独"是指人们在独自活动无人监督的情况下，高度自觉，按照一定的道德规范行动，而不做任何违背道德信念、做人原则的事。由于护理工作的特殊性，护士的行为大多数情况下都是单独行动，因此，慎独精神成了护士必备的职业素养。

3. **护生缺乏职业安全意识**　目前，我国护理教育体系中有关护士职业安全的课程开设不系统、不规范，造成护生在校学习期间未能充分认识到护理职业安全及防护的重要性，使学生进入临床后无护理职业安全及防护意识，易导致护理缺陷和职业损伤。

4. **技术因素**　技术原因导致不安全的主要因素是部分护士不钻研业务，基础理论知识较差、业务知识缺乏、临床经验不足、技术水平偏低或不熟练、不注重操作细节、违反操作规程、敏捷性和应激能力欠缺、不严格查对药物及药物的配伍禁忌等，以上因素均可给患者造成不可挽回的损失，甚至危及患者生命。

（二）管理因素

1. 护士人力资源配置不足　易造成护士超负荷工作，由于过度疲惫，往往会导致注意力不集中、观察及查对效果受到影响，从而出现用药或执行医嘱错误，这些因素都是造成护理差错、事故发生的客观因素。

2. 管理不到位　护理安全是护理质量的基础，是优质护理的关键，因此，务必加强护理安全管理。管理不到位包括：护理管理制度不健全，风险评估不严谨，应急预案制定不合理、不全面，管理监督不得力；护理管理人员没有把护理安全管理当作首要任务，对潜在的不安全因素缺乏预见性；没有很好地落实护理质量三级管理体系等，这些都是影响护理安全的重要因素。

（三）物资因素

药品或物品质量控制不严格，导致不合格、失效、变质的医疗物品提供给患者使用；护理使用的医疗物品数量不足、质量不好；一次性无菌物品不规范、不达标；科室设备陈旧、性能不完好、不配套等，都是不安全因素。

（四）环境因素

1. 医院布局及设施设备　医院布局不合理，设施存在不安全因素。例如，非无菌区与无菌区未严格按要求分开；防蚊、防蝇、防蟑螂等设备不健全；地面过滑、病床无床挡等，均为不安全因素。

2. 医院危险物品管理使用不妥　如氧气、乙醇、汽油等易燃、易爆物品管理不妥；高压氧舱、放射性治疗、电烤灯、热水袋、冰袋等使用不当，均为不安全因素。

3. 医院治安管理不善　如果病区探视管理不严，会给不法分子可乘之机，犯罪分子在病区进行偷盗等犯罪活动，给患者造成经济上的损失和精神上的负担，成为不安全因素。

（五）患者因素

护理活动是护患双方共同参与的互动活动，需要患者及家属密切配合和支持，患者和家属对疾病的认知程度，心理素质、承受力，对护理工作的理解程度，都会影响到患者的情绪及行为，也将会形成护理安全的隐患。

（六）其他因素

差错、事故的鉴定处理还没有一个使医患双方都信赖满意的机制；社会、媒体等对医疗机构、医护人员尚缺乏公平公正的评价，医院环境还不令人满意。对护理安全有直接影响的主要因素还包括院内感染、烫伤、压疮、跌倒与坠床、输液渗出、食品污染等。

四、护理安全的控制

（一）加强职业教育，培养慎独精神

重视护理职业安全教育及慎独精神培养，提高全体护理人员的安全意识，是保证护理安全的基础。定期开展护理安全教育，树立"安全第一"的观念，提高护士的职业风险防范意识，增强护理安全工作的自觉性，使护士明确良好的职业道德及严格执行规章制度和护理操作规程，是确保护理职业安全的重要保证。

考点
护理安全
的控制

（二）增强法制观念、增强法律意识

护理不安全因素引发的后果，要依据法律手段予以解决。因此，护士要加强法律法规知识的学习，增强法律意识、强化法律观念，做到知法、懂法、守法，以防范由于法制观念不强而引起的护理缺陷，并学会运用法律武器维护自身的合法权益。

（三）建立护士分层培训制度

临床上由护理技术缺陷引发的不安全因素多是由护士理论基础知识不扎实、知识面窄、操作技术不熟练、临床经验不足、判断能力和应急能力较差而引起的。因此，根据医院实际情况，可建立护士分层培训制度，对护士进行"三基三严"的强化培训，加强其对护理新业务、新技术的学习，同时定期进行护理专题讲座。提高护士的业务素质和护理安全意识，严防护理安全事件发生。

（四）建立和完善护理安全管理体系及护理应急预案

根据医院的具体情况建立和完善护理安全管理体系，护理部成立护理安全管理委员会，科室成立护理安全管理小组，并明确每个成员的工作职能和任务。实现对差错、事故的严格预防和控制。①对可能发生护理不安全的高危环节进行重点关注和整治。对存在的安全隐患环节进行重点评估分析。②对各类紧急情况制订相应的应急预案及演练方案，如大手术后、急重症患者、突然停电、防火防盗、防压疮、防跌到、防坠床、防误吸、防管道脱落等，均应制订应急预案，并组织科室护士进行应急演练。③定期进行风险意识、法律意识教育。加强职业道德教育，时刻把患者安危放在心上，建立安全第一的观点。④护理部定期进行"护理安全十大目标"检查，每位护士要牢记护理工作的安全法宝"三查七对" 制度。⑤护理部将护理安全管理纳入病房的目标管理。

（五）合理配置护理人力资源，降低护理安全风险

实践证明，合理的人力资源配置及充足的护士人数配备是降低护理安全风险的重要措施。护理部根据医院的实际情况，设定合理的护士配置、人力资源库及人才储备。

第 2 节　护理职业防护

随着科学技术的不断发展，医疗技术的不断进步，各种医疗设备、一次性医疗用品、新型的化学药物、高新技术的广泛应用，护士作为医院护理工作的直接参与者，由于工作环境、工作强度、服务对象的特殊性，常暴露于各种职业危害中。因此，护士应具备对各种职业性危害因素的认识、处理及防范的基本知识和能力，以减少职业伤害，维护自身健康，减少职业暴露。

一、护理职业防护相关的概念

（一）护理职业防护的概念

护理职业防护是指在护理活动中，防止一切职业损伤因素侵袭护士，采取一切有效措施保护护士免受一切不安全因素伤害，或将各种伤害降低到最低程度。

（二）护士职业暴露的概念

护士职业暴露是指护士在特定的工作环境中，在为患者提供护理活动的同时，自身常受到周围生物、物理、化学及社会心理因素的侵袭。例如，接触污染的注射器、针头、

各种导管等，暴露于感染患者的血液、体液及排泄物污染的环境中；受光、热、电磁辐射等及工作压力的影响，暴露于各种理化因素和心理损伤因素之中。

（三）普及性预防的概念

普及性预防指护士在为患者提供护理活动时，只要有可能接触到他人的体液或血液（患者或医务人员），不论是否有阳性指标，都应将其视为有潜在的传染性而加以防护。

（四）标准预防的概念

标准预防是指将所有患者血液、体液、分泌物、排泄物均视为具有传染性，需进行隔离。不论是否有明显血液污染、是否接触非完整的皮肤或黏膜，接触上述物质者，都必须采取防护措施。

二、护理职业防护的意义

（一）保障职业安全，维护护士健康

安全有效的职业防护，不仅可以避免职业暴露对护士造成的损害，而且还可以控制由环境和行为引发的不安全因素。通过有效的职业防护可以维护护士的身体健康，减轻工作中的心理压力，提高护士的工作、生活质量。

（二）规避职业风险，有效控制风险

通过对护士的职业防护知识和技能的教育和培训，使护士职业防护知识、技能及职业防护安全意识得到提高，使护士在护理活动中能严格遵守操作规程，自觉履行职业规范要求，能科学地规避护理职业风险，有效控制职业危险因素。

（三）减少职业损害，增加经济效益

护理职业损害一旦发生，将引起严重的后果，不仅给护士本人、家庭造成不同程度的精神和经济损失，同时还给科室、医院造成经济损失及多方面的负面影响，甚至引发法律纠纷。因此，规范完善的护理职业防护制度，有效的职业防护措施的落实，可使护士防护意识增强，避免和减少职业损害带来的纠纷、压力及经济损失。

（四）营造轻松和谐氛围，焕发工作热情

轻松、愉快、安全的工作环境，不仅可给护士带来愉悦的身心效应，还可以增加护士对职业的满意度，促进护士愉快地与人交往和沟通。良好的工作氛围，可缓解护士的工作压力，使护士焕发对工作的热情，提高工作效率。

三、护理职业的危险因素

在护理活动中，直接威胁护士安全和健康的危险因素主要包括生物因素、化学因素、物理因素和心理社会因素。

（一）生物因素

生物因素主要是指医务人员在从事规范的诊断、治疗、护理及检验等工作过程中，意外感染、吸入或食入的病原微生物或含有病原微生物的污染物。护理工作环境中主要的生物性因素为细菌和病毒。

1. **细菌** 在护理活动中常见的致病菌包括金黄色葡萄球菌、链球菌、肺炎球菌、大肠杆菌、痢疾杆菌等，它们广泛存在于患者的各种分泌物、排泄物及用过的衣物和器具中，通过呼吸道、消化道、血液及皮肤等途径感染护士。

考点

护理职业防护、护士职业暴露、普及性预防、标准预防的概念

2. 病毒　常见的病毒包括肝炎病毒、人类免疫缺陷病毒（HIV）、柯萨奇病毒等，它们存在于患者的呼吸道、消化道及血液中。其传播途径以呼吸道和血液传播较为常见。护理人员临床护理过程中，以乙型肝炎病毒（HBV）、丙型肝炎病毒（HCV）、HIV 引起的护士职业性损伤感染的疾病中危害最大、最常见。

（二）化学因素

化学因素是指医务人员在从事规范的诊断、治疗、护理及检验等工作过程中，通过多种途径接触到化学物质，导致护士受到不同程度的损害。包括各种抗肿瘤化疗药物、消毒灭菌剂、医用气体等。

1. 化疗药物　目前，常用的化疗药物有环磷酰胺、氮芥、多柔比星（阿霉素）、丝裂霉素、司莫司汀、氟尿嘧啶、铂类等药物。这些化疗药物多为细胞毒性剂，在杀伤或抑制癌细胞的同时，对机体正常组织器官也有严重的损害作用。护士在护理活动中如果不按操作规程操作和防护不当，化疗药物可通过皮肤接触、呼吸道吸入等而使护士受到低剂量的化疗药物的影响。长期不当的操作和接触，可造成对骨髓的抑制作用、对生殖系统产生毒性作用或过敏反应，给护士带来不同程度的伤害。

2. 消毒灭菌剂　常用消毒剂有甲醛、过氧乙酸、戊二醛、含氯消毒剂等，这些化学消毒剂对皮肤、眼、呼吸道均有刺激性，护士操作时若防护不当，易引起皮肤过敏、流泪、气喘、恶心、呕吐等症状，严重时还可引起喉头痉挛、喉头水肿、皮肤灼伤，甚至损害中枢神经系统等。

3. 医用气体　临床上常用的医用气体主要有氧气、压缩空气、氮气、一氧化二氮、二氧化碳等。气体在储存、运送或使用过程中，如果操作不当容易引起爆炸事故。另外，手术室的护理人员如果长期暴露于微量麻醉废气的污染环境里，有引起自发性流产、胎儿畸变和生育力降低的可能。

（三）物理因素

护理人员在临床工作场所遭受的物理性危害主要包括锐器伤、机械损伤、噪声、放射损伤、温度损伤等。

1. 锐器伤　是指锋利的医疗器械给医务人员造成的一种职业性损伤。锐器伤是护士在护理活动中发生率最高的职业损伤之一，每年有近百万次针头扎伤事故的发生，而污染的锐器是导致血源性传染病传播的主要途径，目前已证实有 20 多种病原体可通过锐器损伤直接传播，其中最常见的、危险性最大的是乙型肝炎病毒、丙型肝炎病毒和 HIV。不规范的护理操作造成的锐器损伤，将给护士带来严重的身体损伤和心理伤害。

2. 机械损伤　护理工作是一种需要体力和脑力相结合的双重劳动，在护理活动中如果不能正确运用人体力学原理，姿势不正确，易造成肌肉紧张或牵拉伤，用力不当会给护士身体造成机械性损伤，如腰扭伤、腰椎间盘突出等。另外，如果静立超时、行走过多还可引起下肢静脉曲张等。

3. 噪声　主要来自各种仪器设备工作时发出的声音。长期接触噪声会影响听力，同时还会对神经、消化、心血管等各系统产生不良影响。同时，噪声还会对医护人员造成心理压力，并使操作者精神涣散、注意力不集中等。

4. 放射损伤　护士在日常护理工作中，用紫外线常规消毒、用红外线为患者治疗、护理接受放射线治疗的癌症患者、护送患者进行放射线检查时，均可不同程度地受到放射性的损害，如果护士不加强自我防护，可导致放射性皮炎、感光性眼炎，甚至造成神经功能紊乱、造血功能低下等。

5. **温度损伤**　护士在护理活动中常会接触各种易燃易爆物品，如氧气、乙醇、乙醚等，如果管理不善，易造成爆炸和燃烧，另外，在为患者进行冷、热疗法时，如果操作不当，易造成冻伤或烫伤等。

（四）心理社会因素

随着社会经济迅速发展和我国卫生保健体制的改革，人们对健康的标准有了新的要求，但护士缺编、工作紧张、倒班，使护理工作强度过大、护士心理压力超负荷等。由于护士工作长期面对患者、意外伤害及死亡，这些忧伤情绪会影响护士的精神状况和生活态度；随着对护理服务要求的提高，加上恶性事件及酗酒、吸毒等社会问题，增加了护士工作的风险性和不确定性及工作紧张感。过度的压力会造成心理、生理上的损害，影响到护士的身心健康。

考点
护理职业的危险因素

四、护理职业防护的措施

（一）血液传播性疾病的职业防护

血液传播性疾病多由意外接触有传染性的血液、体液引起，护士一旦被感染，将会带来不可挽回的损失，如果加以重视，注重防范，血液传播性疾病是可以预防的，因此，采取有效的预防措施是十分重要的。

1. **职业防护措施**

（1）严格消毒隔离：在工作中要注意力集中，操作规范熟练，严格执行安全注射原则，并对使用过的针器、锐器做安全处理；使用过的针器、锐器应尽快投入锐器盒，容器外表应有醒目标志。

（2）强化防护意识：护士皮肤破溃，操作中有可能接触到患者的血液、体液时，必须戴双层手套；处理患者的排泄物、分泌物、呕吐物、血液污染的废物时，必须严格遵守消毒隔离制度，戴手套，避免直接接触，操作完毕认真洗手并进行手消毒。

（3）重视个人安全：操作时衣帽整齐，戴口罩，戴手套，必要时戴双层手套，戴护目镜，穿隔离衣，按规定洗手和消毒手。

（4）加强性的预防措施：可预防性注射乙肝疫苗、乙肝免疫球蛋白等。皮肤被 HIV 污染针头刺伤或伤口接触 HIV 患者血液后，应采用高效抗 HIV 疗法。

（5）建立锐器损伤报告制度：护士受伤后及时填报锐器伤报告单，报告单内容包括受伤的时间、部位、原因，锐器是否有血液污染，血液污染来自患何种疾病患者，受伤后是否做了及时处理，如何有效评估、处理、治疗及跟踪观察等问题，报告单一式两份，一份上报到医院感染控制科，一份保存于健康档案。

（6）使用安全合格产品：尽量使用新一代的安全产品，如安全自毁注射器、一次性安全输液器等。

2. **紧急处理方法**

（1）锐器伤害后的处理：戴手套者立即脱下手套，由近心端向远心端不断挤出血液，在流动水下边冲洗边挤压，然后用 2% 的聚维酮碘（碘伏）消毒，同时按医院职业暴露流程上报及处理。

（2）护士被患者血液、体液污染破损皮肤、黏膜的处理方法：与锐器伤害后的处理相同。

（3）明确暴露源的处理：如为 HIV、HBV、HCV 感染者或携带者，应立即按医院职业暴露流程上报并进行阻断等相应处理。

（二）化学性损害的职业防护

护士在护理活动中，如果使用化学消毒剂或化疗药物时操作不规范，将会导致护士受到不同程度的伤害。

1. 化学消毒剂损害的职业防护

（1）严格遵守使用原则：熟练掌握常用化学消毒剂的性能、功效、操作规程，严格掌握化学消毒剂的有效浓度和剂量，使消毒剂在达到消毒目的的同时，保证安全。

（2）避免直接接触：在使用和配制化学消毒剂时，要戴口罩、帽子和手套，化学消毒剂不慎溅到皮肤或眼睛时，应立即用清水反复冲洗，防止造成损伤。

（3）防止环境污染：易挥发的消毒剂，要密封保存于阴凉通风处，防止挥发、渗漏造成环境污染。

（4）注意细节：如消毒剂浸泡的物品，使用前需用无菌生理盐水冲净；环氧乙烷消毒的物品须气体散尽后才能使用；甲醛熏蒸空气消毒后，通风 2 小时后人员才能进入。

2. 化疗药物损害的职业防护

（1）配药前准备：①配制化疗药物需在层流的生物安全柜内进行，生物安全柜按要求进行年检，配药前启动柜内紫外线灯进行操作区空气消毒 40 分钟，配药前 3 分钟开启风机。使用防护屏障如穿防护服，戴棉纱口罩、帽子、乳胶手套，有条件的戴护目镜或防护面罩。②操作室要分清洁区和污染区，操作台覆盖一次性防渗漏防护垫。

（2）配药操作规程：①严格按照无菌技术操作原则进行各项操作；②在操作台中央部位进行配药操作；③配制化疗药物时，避免正压或强负压操作，防止产生气雾，应推入等量空气，将药液吸出；④打开玻璃安瓿配制药物时，应轻敲其顶部和颈部，使用无菌纱布包裹瓶颈，如药物为粉剂将溶媒沿瓶壁注入瓶底，待粉剂药物浸透后再混匀；⑤抽取药液量不能超过注射器容量的 3/4，防止注射器活塞脱出；⑥手套破损时及时更换；⑦若不慎将药液溅到皮肤或眼睛里，应立即用肥皂水和大量清水局部冲洗至少 15 分钟；⑧药液配制好后放在防渗漏无菌巾上备用。

（3）配药后废物处理：①立即对废物进行分类、收集，化疗药物性医疗废物应与其他医疗废物严格分开；②化疗后产生的废物及污染的物品，如注射器、一次性手套等，用密闭、坚固、防漏的容器收集，3/4 满时封口，并注明"化疗药物性损伤性废物"；③用 75% 乙醇擦拭柜内及操作台；④操作完毕后，脱去手套，用肥皂及流水彻底洗手；⑤操作结束后，风机继续运转 3 分钟后关闭。

（4）化疗护士的要求：化疗护士应经专业培训，增强防护意识，主动执行防护措施。化疗护士应加强锻炼，增强体质，定期体检，监测自身的健康状况。

虽然化疗工作中存在一定的危险性，但只要护士从思想上重视，规范操作，加强防护措施，化疗药物对护士的危害是完全可以防范的。

（三）锐器损伤的职业防护

锐器损伤是一种由医疗利器，如注射针头、缝合针、各种穿刺针、手术刀、剪刀、碎玻璃、安瓿等造成的意外伤害。

1．职业防护措施

（1）加强安全防护要求：护士为患者进行侵入性治疗时，光线要充足，器械传递时要娴熟规范，并特别注意防止被针头、缝合针、刀片等锐器刺伤或者划伤。使用后的锐器应当直接放入耐刺、防漏的锐器盒，以防刺伤。

（2）纠正损伤危险行为：严禁用手直接接触污染的针头、刀、剪等锐器；严禁直接用手分离污染针头、双手回套针头帽；严禁直接传递锐器（用弯盘或托盘传递）；严禁徒手携带裸露针头；严禁直接接触医疗垃圾。

（3）规范锐器操作行为：使用后的注射器单手回套针帽，输液时静脉给药经三通及静脉留置针给予，折安瓿时，先锯痕再用纱布包裹折断。

（4）规范管理医疗垃圾：严格执行医疗垃圾分类标准，锐器不与其他医疗垃圾混放，使用符合国际标准的锐器回收器，医疗垃圾按要求封口，固定放置，并有明确的标志。

（5）加强沟通取得合作：为患者治疗时，要先给患者解释，取得患者合作，以减少不必要的护患损伤。

（6）器具选择：选择使用新一代的安全产品，如安全自毁注射器、一次性安全输液器等。

2．紧急处理方法

（1）锐器伤口的处理：立即从近心端向远心端挤出伤口部位的血液，避免在伤口局部来回挤压，以免产生虹吸现象，反而将污染血液吸入血管，增加感染机会。用肥皂清洗伤口并在流动水下冲洗 5 分钟，再用 2% 的聚维酮碘（碘伏）消毒浸泡 3 分钟。

（2）报告登记：一般在伤后 48 小时报告医院职业安全监控部门及科室领导，并将损伤情况及过程进行详细登记，以便跟踪观察及治疗处理。

（3）寻求专业人员评估及处理：一般 72 小时内做 HIV、HBV 等的基础水平检查；可疑暴露于 HBV 感染血液、体液时，注射抗 HBV 高价抗体和乙肝疫苗；可疑暴露于 HCV 感染血液、体液时，尽快于暴露后做 HCV 抗体检查；可疑暴露于 HIV 感染血液、体液时，短时间内口服大量叠氮脱氧核苷（AZT），尽快于暴露后检测 HIV 抗体，然后随访跟踪 6 个月。

（四）职业性腰背损伤的防护

由于护理工作的职业特点，护士需协助患者移动、更换体位及挂输液瓶等，负重过度、用力不当，容易造成肌肉、骨骼、关节的损伤。其中较常见的损伤是腰背伤等，一旦受到损伤，将影响到正常的工作和生活，因此，预防职业性腰背损伤，降低职业危害，是不可忽视的问题。

1．正确运用人体力学原则　护理活动中，正确运用人体力学原理，使护士操作省力，避免肌肉紧张，提高工作效率。正确的操作姿势和身体姿态，不仅可预防腰背肌肉劳损

的发生，还可延缓腰椎间盘退变的进程，预防椎间盘突出症的发生。在半弯腰或弯腰时，应两脚分开，使重力落在髋关节和两脚处，降低腰部负荷。

2. 避免重复或静态的不良姿势 护士在工作中应该有意地定时变换自己的姿势和体态，以缓解肌肉、关节、骨骼疲劳，减轻脊柱负荷，避免保持同一固定的姿势而引发腰肌劳损，增加腰椎间盘突出的发生率。例如，弯腰或身体扭曲会增加脊柱压力并造成脊柱受力不均，而护士一天的工作中有近 25% 的时间是以弯腰或其他腰部受限的工作姿势完成的。因此，要避免重复或静态的不良姿势，预防职业性腰背损伤。

3. 科学使用保护具 推动减轻护理工作强度的辅助设备的发展与应用，减少护士腰背及关节、骨骼肌肉伤害的风险。护士在工作中感觉腰背不适时，应适当休息，并佩戴腰围等保护具对腰部加以保护，防止腰肌和腰椎间盘损伤。需注意腰围只应在劳动时使用，否则可导致腰肌萎缩，产生腰背痛。对于已经患腰椎间盘突出症的护士，在佩戴腰围时应注意，在急性期疼痛加重时坚持佩带，睡觉时应解下。

4. 加强锻炼增强体质 加强锻炼，强身健体是预防负重的重要措施，也是提高机体免疫力的有效方法。创造条件坚持做工间操，也可在工作疲劳时原地做"肌肉筋骨劳损预防运动"，业余时间可参加健美操、太极拳、慢跑、游泳、瑜伽等。

5. 合理营养 护士应注意自身营养的科学调配，多吃富含钙、铁、锌的食物，如牛奶、菠菜、西红柿、骨头汤等。合理摄入肉、鱼、蛋、豆制品等，以补充骨骼、肌肉、韧带不可缺少的营养。维生素 B 族是神经活动时需要的营养素，可缓解疼痛、解除肌肉疲劳，维生素 E 可扩张血管，消除肌肉紧张，在一定程度上，能起到预防椎间盘突出的作用。

考点
护理职业
防护的措施

（五）心理社会性损害的防护

医学科学技术的日新月异及医学模式的转变，促进了人们的健康观念的转变，享有健康成为每个公民的基本权利，护理的对象、工作任务、职场范围明显扩大，护士执业环境越加复杂，患者自我保护意识增强，护患纠纷增多，如果护士不注意加强人际沟通、专业理论及操作技能不精通、不娴熟，极易引起护患矛盾激化，给护士造成心理、身体上的伤害。

1. 语言行为伤害的防护 语言行为伤害是指护士在执业过程中，遭到直接或间接的语言攻击和行为伤害。

（1）自身综合素质的提高：护士应不断加强学习，不断提高自身修养，加强有关法律知识、心理学知识、护理礼仪、人际沟通等方面知识的学习，在工作环境中学会处理及应对各种冲突和矛盾，建立良好的人际关系。

（2）重视护理职业防护教育：要定期组织不同级别的护士学习职业防护知识，让每一位护士都充分认识到，职业中存在着职业危险因素，增强自我防护意识和能力。

（3）强化自身法律意识：明确护士、患者的法律身份、权利和义务，学会运用法律武器维护自身和患者合法权益，做到知法、懂法、守法、用法，既能保护自身的人身权利，又能做到不侵权。

（4）尊重护士、爱护护士：护士在维护和促进人民健康工作中发挥着越来越重要的作用。社会及主管部门应充分认识到护理工作的价值，在媒体宣传及待遇上给予不断提高，引导人们在就医过程中理解护士的工作，减少冲突，营造一个尊重护士、爱护护士的社会氛围，减少并避免心理社会因素对护士的伤害。

2. 护士疲惫感的应对 护士疲惫感指由于持续的工作压力引起个体的"严重紧张"反应，从而出现的一组症候群，主要表现为缺乏工作热情、回避与他人交流、对事物多持否定态度、情感淡漠等。

随着社会进步，人们对健康需求的增加、新的仪器设备的使用，造成新时期护士的压力源只增不减，要解决这些复杂的问题，护士只有紧跟时代的步伐，与时俱进，正视挑战，加强学习，拓展专业领域的视野，提高自身综合素质，提高职业竞争力，避免职业风险，增强应对工作压力的能力，适应社会发展的需要。

自测题

A₁ 型题

1. 在护理服务中，护士未按护理法律、法规及医院规章制度规定的服务标准为患者提供服务；违反护理职业道德要求，责任心不强而造成的缺陷属于
    A. 护理服务质量缺陷　B. 护理技术缺陷
    C. 护理管理缺陷　　　D. 护理缺点
    E. 操作缺陷

2. 以下哪项不属于影响护理安全的主要因素中的内容
    A. 护士法律意识淡漠
    B. 领导管理不到位
    C. 护士违反操作规程
    D. 地面过滑、病床无床挡
    E. 护理模式的改变

3. 护理安全的监控下列哪项不妥
    A. 定期开展护理安全教育
    B. 加强患者对疾病的认知程度
    C. 增强法律意识
    D. 提高护士业务能力
    E. 建立安全分级管理体系

4. 护士出现疲惫感时主要表现为
    A. 自私　　　　　　B. 想参加活动
    C. 想找人倾诉　　　D. 回避与他人交流

E. 想哭

5. 护理职业防护的意义不包括
    A. 保障职业安全，维护护士健康
    B. 规避职业风险，有效控制危险
    C. 减少职业损害，增加经济效益
    D. 营造轻松和谐氛围，焕发工作热情
    E. 赢得患者信任，促进患者康复

6. 护士发生锐器伤后可能引起血源性传播疾病，其中最为常见的是
    A. 伤寒　　　　　　B. 肝炎及艾滋病
    C. 梅毒　　　　　　D. 疟疾
    E. 破伤风

7. 下列哪项不属于物理因素引起的护理职业损伤
    A. 腰肌劳损　　　　B. 腰椎间盘突出症
    C. 白细胞数量低　　D. 下肢静脉曲张
    E. 针刺伤

8. 护士小王在为乙型肝炎患者注射后处理针头时不慎刺破手指，其处理措施不妥的是
    A. 来回挤压伤口，减少出血
    B. 由近心端向远心端挤出损伤处的血液
    C. 用肥皂水、流动水反复冲洗伤口
    D. 2% 碘伏消毒伤口
    E. 立即抽血做相关病毒血清学检查

（陈　俊）

第11章

护 理 与 法

案例 11-1

　　杨某，男，70岁。因"慢性支气管炎"收治入院，医嘱给予抗炎对症支持治疗，一级护理。当晚8点输液结束后，值班护士便再未观察患者的病情变化，晚10点30分患者家属发现老人已死亡。当晚患者家属将患者遗体运回家中，两天后安葬。医院方考虑是患者突发心脏病引起"猝死"，但患者家属否认患者患有心脏病，并认为医院的病历关于心脏病的描述是单方面的记录，并不客观，据此提起赔偿诉讼。该医院未能提供翔实的相关病历资料和尸检报告，也未能提供其他证据，司法鉴定机构因缺乏上述材料无法作出司法鉴定意见。最终法院判处医院败诉，赔偿相关的费用。

问题： 医院为什么会被判败诉？其法律依据是什么？

　　随着医疗事业的发展、社会法制的健全，人们的维权意识逐渐增强，对医疗服务水平和质量的要求也逐步提高。但医学科学本身的不确定性、自身发展的局限，加之医务人员执业水平参差不齐，使得医疗纠纷已成为近年来社会关注的热点问题之一。大量的临床实践与研究证明，运用法律规范医务人员的执业行为、提高医疗护理服务质量，是保障医疗安全、防范医疗纠纷、建立和谐医患关系的重要举措。

　　护理工作作为医疗卫生工作的重要组成部分，护士在保障患者生命安全、促进康复和减轻痛苦方面担负着重要责任。因此，护生应加强护理相关法律、法规知识的学习，树立法制观念，增强自身法律意识，为今后依法执业，保障患者的合法权益和维护自身合法权益打下坚实基础。

第1节 概　　述

一、法的概念与分类

（一）法的概念

　　法的概念有广义与狭义之分。

　　广义的法是指国家按照统治阶级的利益和意志制定或者认可，并由国家强制力保证其实施的行为规范的总和。

　　狭义的法是指具体的法律规范，包括宪法、法令、法律、行政法规、地方性法规、行政规章、判例、习惯法等各种成文法和不成文法。

（二）法的分类

　　法的分类有不同标准，按照不同标准对法所划分的类别不同。

1. 按照法的创立和表现形式划分

（1）成文法：指有权制定法律规范的国家机关依照法定程序所制定的规范性法律文件，如宪法、法律、行政法规、地方性法规等。我国社会主义法属于成文法范畴。

（2）不成文法：指未经国家制定，但经国家认可的和赋予法律效力的行为规则，如习惯法、判例、法理等。

2. 按照法制定的主体和适用范围划分

（1）国内法：指由本国制定或认可，规定以一国内部各种社会关系为主的法律，并在本国主权所及领域范围内有效，如宪法、民法、刑法、诉讼法等。

（2）国际法：指不同国家在协议和认可的基础上产生，适用主体是国家，是规定国与国之间双边或多边关系的法律，如各种国际条约、协定等。

3. 按照法的内容和效力的强弱划分

（1）宪法：国家的根本法，具有最高的法律地位和法律效力。宪法所规定的是国家生活中最根本、最重要的原则和制度，因此宪法成为立法机关进行立法活动的法律基础，宪法被称为"母法""最高法"。

（2）普通法：指有立法权的机关依立法程序制定和颁布的规范性法律文件，通常规定某种社会关系或社会关系某一方面的行为规则，其法律效力仅次于宪法。相对于宪法而言，又可称为子法，如刑法、诉讼法、婚姻法等。

4. 按照法的具体内容划分

（1）实体法：指规定法律关系主体之间权利、义务本体的法律，如行政法、民法、刑法、婚姻法等。

（2）程序法：指规定实现实体法有关诉讼手续的法律，又称诉讼法，如民事诉讼法、刑事诉讼法等。

实体法居于主导地位，又称主法；程序法是为了保证实现实体法的，又称助法。

5. 按照法的效力范围划分

（1）一般法：指在全国范围内对全体居民和所有组织普遍适用的法律，如民法、刑法等。

（2）特殊法：指仅对特定人群、特定事件，在特别地域、特定时期内有效的法律，如医师法、兵役法、未成年人保护法等。

二、法在护理实践中的功能

法是社会关系的调节器。它在护理实践中的功能主要体现在：规范护士执业行为，提高护理质量，保障护理安全；保护患者与护士的合法权益；建立良好护理工作秩序。通过法的积极调节，能使护士处理好与各方面的关系。

第 2 节　护 理 立 法

护理法是指由国家制定用以规定护理活动及调整这些活动而产生的各种社会关系的法律规范的总称。

一、护理立法的历史与现状

　　为提高护理质量，保障护理安全，规范护士执业行为，解决护士在服务实践、教育培训等方面涉及的问题，世界各国都陆续颁布了适合本国国情和护理实践特点的护理法规。1901年，新西兰议会正式通过护士注册法案。英国于1919年颁布了世界上第一部护理法。在以后的50年里，各国纷纷颁布实施护理法。1947年，国际护士委员会发表了一系列有关护理法的专著。1953年WHO发表了第一份有关护理立法的研究报告。1968年国际护士委员会成立立法委员会，制定了在护理立法史上具有划时代意义的纲领性文件——《系统制定护理法规的参考指导大纲》，为各国制定护理法提供了权威性指导。

　　我国于1993年颁布了旨在规范护士执业资格考试制度和护士执业许可制度的《中华人民共和国护士管理办法》。其后又颁布了一系列卫生法律、法规、暂行规定、办法，如《中华人民共和国护士条例》《护士执业注册管理办法》等，都为提高我国医疗护理质量、促进护理专业化发展提供了有力保障。

二、护理立法的意义和基本原则

（一）护理立法的意义

　　1. **维护护士的权利**　通过护理立法，护士的地位、作用和职责范围有了明确的法律依据，使护士在从事正常护理工作的权利、履行自己的法定职责等方面最大限度地受到法律的保护，增强了护士对护理专业崇高的使命感和安全感。

　　2. **促进护理教育及护理学科的发展**　护理法集中最先进的法律思想及护理观念，为护理专业人才的培养和护理活动的开展制定了法制化的规范及标准，使护理工作中有时难以分辨的正确与错误，合法与非法等，在法律的规范下得到统一，从而促进护理专业向现代化、专业化、科学化、标准化的方向发展。

　　3. **促进护士接受继续教育**　护理法规定了护士执业资格、注册及执业范围。这就从法律、制度上保证了护士必须不断接受护理教育的权利与义务，使其在知识和技能上持续不断地获得学习和提高，对于护理质量的保证、护理专业的发展具有深远意义。

　　4. **促进护理管理科学化的进程**　护理法的实施，将护理管理纳入规范化、标准化、现代化的轨道，从而保证了护理工作的稳定性与连续性，能有效防止护理差错、事故的发生，保证了护理工作的安全及护理质量的提高。

　　5. **有利于维护护理服务对象的正当权益**　对于不合格或违反护理规范的行为，护理服务对象可根据护理法追究护士的法律责任。这样不仅可以最大限度地保护护理服务对象的合法权利，而且促使护士始终把满足服务对象合法需求作为根本出发点。

（二）护理立法的基本原则

考点
护理立法
的意义、
原则

　　1. **国家宪法是护理立法的最高守则**　在国家的法律体系中，宪法是根本大法，具有至高无上的权威，护理法的制定必须在国家宪法的总则下进行，而不允许有任何与其相抵之处。护理法规不能与国家已经颁布的其他任何法律条款有任何冲突。

　　2. **护理法必须符合本国护理专业的实际情况**　护理法的制定，一方面要借鉴和吸收发达国家的护理立法经验，确立一些先进目标；另一方面，也要从本国的文化背景、经济水准和政治制度出发，兼顾全国不同地区发展水平的护理教育和护理服务实际，确立更加切实可行的条款。假若脱离本国实际，势必难以实施，不仅失去其先进性和科学性，且无生命力。

3. 护理法要反映科学的现代护理观 近几十年来，护理实践、护理教育、护理管理、护理科研等已形成较为完整的理论体系，只有经过正规培训且检验合格的护士才有资格从事护理服务工作。护理法应能反映护理专业的这种垄断性、技术性和义务性特点，以增强护士的责任感，提高社会效益的合法性。

4. 护理法条款要显示法律特征 护理法与其他法律一样，应具有权威性、强制性的特征，故制定的条款措辞必须准确精辟、科学而又通俗易懂。

5. 护理立法要注意国际化趋势 当今世界，科学、文化、经济的飞速发展势必导致法制上的共性，一国法律已不可能在本国法律中孤立地长期存在。因此，制定护理法必须站在世界法治文明的高峰，注意国际化趋势，使各条款尽量同国际上的要求相适应。如随着护理服务范围的扩大，社区初期卫生保健护士日益增多，需对护士的种类、职责范围赋予新的规定；随着现代科学技术的飞速发展，出现了许多与护理相关的潜在性法律问题，也需要从护理法中找到解决的依据等。

三、护理相关法律法规

护理法从入学的护生到护士，从在校培训到任职后的规范化培训、继续教育，从护理教育、医院护理到护理专业团体等均有涉及。

不同的部门制定和颁布的护理法律法规法律效力不同，侧重规范的方面也不同。各国现行的护理法规，基本上可以分为以下几种类型。

1. 由国家主管部门通过立法机构指定的法律法令。如 1993 年 3 月 26 日卫生部令第 31 号发布、1994 年 1 月 1 日起施行的《中华人民共和国护士管理办法》，2002 年 9 月 1 日起施行的《医疗事故处理条例》和 2018 年 10 月 1 日起施行的《医疗纠纷预防和处理条例》等。

2. 以国家制定的卫生法为依据，由政府或地方主管当局根据自身需要，制定的规定、标准、办法等。

3. 政府授权各专业团体自行制定的有关会员资格的认可标准和护理实践的规定、章程、条例等。

第 3 节　护理工作中的法律问题

遵法、守法是每一位公民的义务，每一位护士都应自觉遵守法律。在护理实践中，护士应熟知国家相关法律，依法开展工作，提高护理质量，最大限度地保障患者及自身的合法权益，有效规避法律纠纷。

一、护士的法律地位及法律依据

（一）护士的身份

对于护士身份的确认，《中华人民共和国护士条例》（以下简称《护士条例》）第二条明确规定：护士"是指经执业注册取得护士执业证书，依照本条例规定从事护理活动，履行保护生命、减轻痛苦、增进健康职责的卫生技术人员。"

（二）护士执业资格的获得

《护士条例》第七条规定：护士执业，应当经执业注册取得护士执业证书。

申请护士执业注册，应当具备下列条件：

1. 具有完全民事行为能力；

2. 在中等职业学校、高等学校完成国务院教育主管部门和国务院卫生主管部门规定的普通全日制 3 年以上的护理、助产专业课程学习，包括在教学、综合医院完成 8 个月以上护理临床实习，并取得相应学历证书；

3. 通过国务院卫生主管部门组织的护士执业资格考试；

4. 符合国务院卫生主管部门规定的健康标准。

护士执业注册申请，应当自通过护士执业资格考试之日起 3 年内提出；逾期提出申请的，除应当具备前款第 1 项、第 2 项和第 4 项规定条件外，还应当在符合国务院卫生主管部门规定条件的医疗卫生机构接受 3 个月临床护理培训并考核合格。

护士执业资格考试办法由国务院卫生主管部门会同国务院人事部门制定。

《中华人民共和国护士管理办法》第十九条规定：未经护士执业注册者不得从事护士工作。

护理专业在校生或毕业生进行专业实习，以及按本办法第十八条规定进行临床实践的，必须按照卫生部的有关规定在护士的指导下进行。

《中华人民共和国护士管理办法》第二十条规定：护理员只能在护士的指导下从事临床生活护理工作。

《护士执业注册管理办法》针对护士执业注册，则做了更详细、全面的规定。

（三）护士执业的内容和要求

《中华人民共和国护士管理办法》第四条规定：护士的执业权利受法律保护。护士的劳动受全社会的尊重。

第二十一条规定：护士在执业中应当正确执行医嘱，观察病人的身心状态，对病人进行科学的护理。遇紧急情况应及时通知医生并配合抢救，医生不在场时，护士应当采取力所能及的急救措施。

第二十二条规定：护士有承担预防保健工作、宣传防病治病知识、进行康复指导、开展健康教育、提供卫生咨询的义务。

第二十三条规定：护士执业必须遵守职业道德和医疗护理工作的规章制度及技术规范。

二、护理工作中潜在的法律问题

（一）侵权行为与犯罪

侵权行为是指行为人由于过错侵害他人的人身和财产并造成损害，违反法定义务，依法应承担民事责任的行为。医疗护理活动中的侵权，指仅损害服务对象的生活利益或恢复健康的进程的行为。犯罪是指一切触犯国家刑法的行为，被害者的基本合法权益受到严重侵犯，会依法受到惩处。犯罪分为故意犯罪和过失犯罪，医疗护理活动中以过失犯罪较常见。侵权行为可以通过民事方式，如调解、赔偿等方式来解决，犯罪必然要依法受到惩处。

　　侵权行为可以不构成犯罪，如果造成了严重后果，即可构成犯罪。分清犯罪与侵权行为的关键是对护理行为的目的和后果的正确鉴定。护士责任心不强、不遵守查对制度而导致差错过失，这种过失给患者带来一定程度的损失和痛苦、引起医疗纠纷时，从法律上它属于失职（疏忽大意），构成侵权，但未构成犯罪。例如，热水袋烫伤，躁动患者未给予保护而坠床，护理记录中的错误等。但当疏忽大意导致患者残疾或死亡时，从法律性质上就可能构成了玩忽职守（渎职罪），属于犯罪。例如，护士因疏忽大意而给一位未做过青霉素皮试的患者注射了青霉素，若该患者对青霉素过敏，引起过敏性休克导致死亡，则构成犯罪，需追究该护士的法律责任。

（二）执行医嘱的合法性

　　医嘱通常是护士对患者施行诊断和治疗措施的依据。执行医嘱时，护士必须熟知各项医疗护理程序，药物的作用、副作用及使用方法。护士在执行医嘱时要遵守查对制度，严格执行医嘱，不可随意篡改或无故不执行医嘱，如果发现医嘱有明显的错误，护士有权拒绝执行，并向医生提出质疑；如果在护士提出明确质疑后，医师仍强制要求执行，护士应报告护士长或上级主管部门；如果护士明知有误，不对医嘱提出质疑，或由于疏忽大意忽视了医嘱中的错误，由此造成严重后果，护士与医生共同承担该后果所引起的法律责任。

（三）护理相关制度的执行不到位涉及的法律问题

　　1. 分级护理制度的执行不到位　护士对分级护理制度内容界定认识不清楚，造成护理级别与病情不符。例如，对一级护理患者不能做到按规定时间巡视；不能根据病情协助患者采取正确、舒适的卧位；对病情了解不够，不能认真观察、及时发现患者的病情动态变化，延误抢救和治疗，给患者造成难以挽回的损失或痛苦等，均可能导致纠纷或事故。

　　2. 未严格执行查对制度　护士工作中不够专心细致、未认真执行查对制度，如在处理医嘱，打印输液卡、瓶贴时有遗漏现象，造成治疗及护理措施不到位、少用药、未用药，甚至用错药，都将影响治疗、影响疾病的转归，造成患者痛苦甚至死亡。

　　3. 未严格执行交接班制度　如交接班双方未共同巡视病房，未对新入院、转入、手术、病危、老年等重点患者进行床头交接；未对当班患者的心理状况、病情特殊变化，当天或次日手术及特殊检查的患者准备工作及注意事项，特殊治疗、特殊标本的留取等进行交接，造成术前准备不完善、标本采集不及时等。

　　4. 护理记录不规范　如护理记录过于简单，对疾病认识不足，缺乏病情描述，主观性词语多，不能做到记录客观、真实、准确。对某些关键性内容医护记录不一致，如死亡时间等。在使用一些特殊的药物、采取特殊性治疗措施后，未能及时观察效果并做护理记录，造成纠纷时不能举证。

（四）护生的法律责任

　　法律责任是指因违反了法定义务或契约义务，或不当行使法律权利、权力所产生的，由行为人承担的不利后果。

　　护生不具备独立从事护理活动的能力，只能在执业护士的严密监督和指导下，为患者实施护理。如果未经带教护士批准，擅自独立操作造成了护理事故，护生应负主要法律责任。带教护士如对护生所指派的工作超出其能力，发生护理事故，带教护士应负主要的法律责任，护生负相关的法律责任，所在的医院应负相应的法律责任。

考点
护理工作
中潜在的
法律问题

三、举证与护士的法律责任

（一）医疗损害责任

医疗损害责任是指患者在诊疗活动中受到损害，医疗机构及其医务人员有过错的，由医疗机构应当承担的赔偿责任。《中华人民共和国侵权责任法》第七章规定了"医疗损害责任"。

根据《中华人民共和国侵权责任法》的规定，医疗损害责任的基本类型分为医疗技术损害责任、医疗伦理损害责任和医疗产品损害责任。医疗技术损害责任是指医疗机构及医务人员在医疗活动中，违反医疗技术上的高度注意义务，存在违背当时的医疗水平的技术过失，造成患者人身损害的医疗损害责任。护士在护理工作中违反护理操作常规导致患者损害即为此类过失，如输液过快导致患者发生急性肺水肿而死亡、未按护理等级要求进行巡视导致未及时发现患者病情加重等。医疗伦理损害责任是医疗机构和医务人员违背医疗机构和医务人员的告知和保密义务，具有医疗伦理过失，造成患者人身损害及其他合法权益损害的医疗损害责任。例如，护士在护理工作中泄露患者的隐私、实施特殊检查或特殊治疗前未履行告知义务即属此类。医疗产品损害责任是指医疗机构在医疗过程中使用有缺陷的药品、消毒药剂、医疗器械、血液及其制品等医疗产品造成患者人身损害的医疗损害责任。

（二）举证责任

举证责任是指诉讼当事人对其主张的事实有义务提供证据予以证明及证明不了时应承担的法律责任。包括两方面的内容，一是举证的行为责任，即由谁承担提供证据的义务；二是举证的后果责任，负有举证责任的一方当事人如果不能完成举证义务则承担败诉风险，即所谓"举证之所在，败诉之所在"。

根据《中华人民共和国民事诉讼法》第六十四条规定的"谁主张，谁举证"原则，"当事人对自己提出的主张，有责任提供证据。"患者如果要求医疗机构承担医疗损害责任，就应当证明医疗机构存在医疗过失，且医疗过失与患者损害后果存在因果关系。病历被称为医疗损害诉讼的"证据之王"，医疗机构承担着病历书写和保管义务（门诊病历由患者保管的除外），在诉讼过程中，患者依法向人民法院申请医疗机构提交由其保管的与纠纷有关的病历资料，医疗机构应当及时提交。根据《中华人民共和国侵权责任法》第五十八条规定，如果医疗机构隐匿或者拒绝提供与纠纷有关的病历资料，伪造、篡改或者销毁病历资料的，推定医疗机构有过错。

（三）护士的法律责任

护士在日常医疗护理工作中应当按照护理法律法规、护理操作规范做好护理工作，保护护患双方合法权益，同时按照《病历书写基本规范》和《医疗机构病历管理规定（2013年版）》等法律法规规定，客观、全面、真实、准确、及时、完整、规范地书写病历，以证明自己的医疗行为合法合规，降低职业风险。

四、护理工作中法律问题的防范措施

（一）加强护士的职业道德教育

医务人员的职业道德即医德，是医务人员应具有的思想品质。高尚的职业道德，是防范医疗中法律问题的基础。医务人员具有良好的医德，才会自觉磨炼意志，刻苦钻研业务，掌握精湛的医疗技术，同时，良好的医德也是调节护患关系、医护关系的杠杆和准则，是执行规章制度的基础。

（二）建立良好的护患关系

护士应尊重患者的尊严、信仰、隐私等，学会倾听，善用共情，与患者进行有效沟通，建立良好的护患关系，获得患者的理解和支持，以自己的专业知识和能力，为患者提供高质量、全方位的护理，减少法律纠纷的发生。

（三）加强法治教育，增强法律意识

护士要做到守法，必须先学法和知法。组织护士学习有关法律知识，现行的国家医疗、护理法律法规，如《医疗事故处理条例》《中华人民共和国护士管理办法》《中华人民共和国执业医师法》《中华人民共和国献血法》《中华人民共和国刑法》等，增强侵权损害赔偿意识和自我保护意识，提高预防差错、事故的警觉性和责任感，在实际工作中严格依法行事，把一切医疗护理活动纳入法律的监督之下。明确护患双方所享有的权利，更好地提高应用法律条文，保护患者和保护自我的能力。

（四）提高护士的整体业务素质

医务工作是关系人民生命健康的特殊行业，因此护士必须加强自身业务学习，提高业务素质和服务质量，这是减少护理过失，防范护理法律问题的关键所在。因为一切护理过程都是发生在护理知识技术基础之上的，没有高超的护理业务水平，救死扶伤就是一句空话。

（五）加强服务质量监控，制定防范、处理法律问题的预案

医疗机构应当配备专职或兼职人员负责医疗服务质量监控工作，保证责任落实到具体部门，落实到具体人，确保医疗工作正常运转和医疗安全。医疗服务质量监控部门要监督医务人员认真履行工作职责，严格遵守法律、法规和各项规章制度，恪守职业道德。

考点
护理工作中法律问题的防范措施

自测题

A₁ 型题

1. 世界上第一部护理法产生于
   A. 美国　　B. 英国　　C. 法国
   D. 德国　　E. 日本

2. 申请注册的护理专业毕业生，应在教学或综合医院完成临床实习，其时限至少为
   A. 6 个月　　B. 8 个月　　C. 10 个月
   D. 12 个月　　E. 18 个月

3. 护士执业注册的有效期为
   A. 2 年　　B. 3 年　　C. 5 年
   D. 8 年　　E. 10 年

4. 护士申请延续注册的时间应为
   A. 有效期届满前半年
   B. 有效期届满前 30 日

C. 有效期届满后 30 日
D. 有效期届满后半年
E. 有效期届满后 1 年

5. 《护士条例》的根本宗旨是
   A. 规范护理行为
   B. 维护护士合法权益
   C. 保持护士队伍稳定
   D. 促进护理事业发展，保障医疗安全和人体健康
   E. 维护患者合法权益

6. 取得以下哪种法律文书，则代表持有者具备护士执业资格，可以从事护理专业技术活动
   A. 护士执业证书
   B. 高等学校护理学专业毕业证书
   C. 专科护士培训合格证书

D. 护理员资格证书

E. 中等职业学校护理专业毕业证书

7. 护士执业注册被吊销，是指

  A. 基于特定事实的出现，有关卫生行政部门依据法定程序收回护士执业注册证书

  B. 不具备取得护士执业注册的条件而取得护士执业注册的，由有关行政机关予以吊销

  C. 具备取得护士执业注册的条件，但因执业注册所依据的法律、法规、规章修改或废止，或客观情况发生重大变化，基于公共利益的需要，由有关行政机关予以吊销

  D. 护士取得执业注册后从事违法活动，行政机关依法予以吊销执业注册

  E. 护士在其执业注册有效期内变更执业地点的

A₂ 型题

8. 侵权与犯罪的区别在于

  A. 医院领导的重视程度

  B. 患者家属的法律意识

  C. 护士行为的目的与结果

  D. 护士的服务态度

  E. 护士是否存在主观故意

9. 患者在诊疗活动中受到损害，医疗机构及其医务人员有过错的，承担赔偿责任的是

  A. 医务人员

  B. 医疗机构

  C. 医疗机构负责人

D. 医务人员和医疗机构

E. 保险公司

10. 护士发现医师医嘱可能存在错误，仍然执行错误医嘱，对患者造成严重后果，该后果的法律责任承担者是

  A. 开写医嘱的医师

  B. 执行医嘱的护士

  C. 医师和护士共同承担

  D. 医师和护士无须承担责任

  E. 主管医生和责任护士

A₃ 型题

（11、12 题共用题干）

  患儿，男，12 岁。因扁桃体炎入院治疗。医嘱青霉素 80 万 U　IM qid。

11. 护士小李因工作繁忙，未及时执行医嘱，护士的行为属于

  A. 侵权　　　B. 犯罪　　　C. 事故

  D. 无过错　　E. 渎职

12. 接班护士询问时，患者家属称患者以往口服阿莫西林出现皮疹、皮肤瘙痒、脱屑。此时护士应

  A. 由患者决定

  B. 遵医嘱继续给药

  C. 减少给药量

  D. 向医生汇报，建议换药

  E. 更换抗生素种类和剂量

（刘媛航）

参 考 文 献

达庆东，徐青松，2009. 护理学导论. 上海：复旦大学出版社.

侯玉华，陈明瑶，2015. 护理导论. 北京：科学出版社.

胡雁，郝玉芳，2018. 循证护理学. 北京：人民卫生出版社.

姜安丽，2013. 新编护理学基础. 2 版. 北京：人民卫生出版社.

李丽娟，邢爱红，2012. 护理学导论. 北京：高等教育出版社.

李小寒，尚少梅，2017. 基础护理学. 6 版. 北京：人民卫生出版社.

李小妹，冯先琼，2018. 护理学导论. 4 版. 北京：人民卫生出版社.

李小萍，2009. 护理学基础. 2 版. 北京：人民卫生出版社.

李晓松，章晓幸，2018. 护理学导论. 4 版. 北京：人民卫生出版社.

罗刚，石俊华，2016. 医药卫生法学. 杭州：浙江工商大学出版社.

熊蕊，秦军，陈荣凤，2011. 护理学导论. 武汉：华中科技大学出版社.

徐国辉，2019. 社区护理学. 北京：人民卫生出版社

徐燕，周兰姝，2015. 现代护理学. 2 版. 北京：人民军医出版社.

张琳琳，王慧玲，2018. 护理学导论. 北京：人民卫生出版社.

张树芳，2017. 护理学导论. 北京：北京出版社.

赵旭杰，赵淑红，李忠兴，等，2014. 护士分级培训方案. 北京：人民军医出版社.

周同甫，2011. 临床思维与临床决策. 成都：四川大学出版社.

Julia Balzer Riley，2018. 护理人际沟通. 隋树杰，徐宏译. 北京：人民卫生出版社.

附　录

NANDA 护理诊断一览表（2015—2017）

领域 1：健康促进（health promotion）

缺乏娱乐活动（deficient diversional activity）

久坐的生活方式（sedentary lifestyle）

老年综合征（frail elderly syndrome）

有老年综合征的危险（risk for frail elderly syndrome）

缺乏社区保健（deficient community health）

风险倾向的健康行为（risk-prone health behavior）

健康维持无效（ineffective health maintenance）

健康管理无效（ineffective health management）

有健康管理改善的趋势（readiness for enhanced health management）

家庭健康管理无效（ineffective family health management）

不依从行为（noncompliance）

防护无效（ineffective protection）

领域 2：营养（nutrition）

母乳不足（insufficient breast milk）

母乳喂养无效（ineffective breastfeeding）

母乳喂养中断（interrupted breastfeeding）

有母乳喂养改善的趋势（readiness for enhanced breastfeeding）

无效性婴儿喂养形态（ineffective infant feeding pattern）

营养失调：低于机体需要量（imbalanced nutrition：less than body requirements）

有营养改善的趋势（readiness for enhanced nutrition）

肥胖（obesity）

超重（overweight）

有超重的危险（risk for overweight）

吞咽障碍（impaired swallowing）

有血糖不稳定的危险（risk for unstable blood glucose level）

新生儿黄疸（neonatal jaundice）

有新生儿黄疸的危险（risk for neonatal jaundice）

有肝功能受损的危险（risk for impaired liver function）

有电解质失衡的危险（risk for electrolyte imbalance）

有体液平衡改善的趋势（readiness for enhanced fluid balance）

体液不足（deficient fluid volume）

有体液不足的危险（risk for deficient fluid volume）

体液过多（excess fluid volume）

有体液失衡的危险（risk for imbalanced fluid volume）

领域3：排泄（elimination and exchange）

排尿障碍（impaired urinary elimination）

有排尿功能改善的趋势（readiness for enhanced urinary elimination）

功能性尿失禁（functional urinary incontinence）

溢出性尿失禁（overflow urinary incontinence）

反射性尿失禁（reflex urinary incontinence）

压力性尿失禁（stress urinary incontinence）

急迫性尿失禁（urge urinary incontinence）

有急迫性尿失禁的危险（risk for urge urinary incontinence）

尿潴留（urinary retention）

便秘（constipation）

有便秘的危险（risk for constipation）

慢性功能性便秘（chronic functional constipation）

有慢性功能性便秘的危险（risk for chronic functional constipation）

感知性便秘（perceived constipation）

腹泻（diarrhea）

胃肠动力失调（dysfunctional gastrointestinal motility）

有胃肠动力失调的危险（risk for dysfunctional gastrointestinal motility）

排便失禁（bowel incontinence）

气体交换受损（impaired gas exchange）

领域4：活动/休息（activity/ rest）

失眠（insomnia）

睡眠剥夺（sleep deprivation）

有睡眠改善的趋势（readiness for enhanced sleep）

睡眠型态紊乱（disturbed sleep pattern）

有失用综合征的危险（risk for disuse syndrome）

床上活动障碍（impaired bed mobility）

躯体活动障碍（impaired physical mobility）

借助轮椅活动障碍（impaired wheelchair mobility）

坐起障碍（impaired sitting）

站立障碍（impaired standing）

移动能力障碍（impaired transfer ability）

行走障碍（impaired walking）

疲乏（fatigue）

游走状态（wandering）

活动无耐力（activity intolerance）

有活动无耐力的危险（risk for activity intolerance）

低效性呼吸型态（ineffective breathing pattern）

心输出量减少（decreased cardiac output）

有心输出量减少的危险（risk for decreased cardiac output）

有心血管功能受损的危险（risk for impaired cardiovascular function）

有胃肠道灌注无效的危险（risk for ineffective gastrointestinal perfusion）

有肾脏灌注无效的危险（risk for ineffective renal perfusion）

自主呼吸障碍（impaired spontaneous ventilation）

有心脏组织灌注不足的危险（risk for decreased cardiac tissue perfusion）

有脑组织灌注无效的危险（risk for ineffective cerebral tissue perfusion）

外周组织灌注无效（ineffective peripheral tissue perfusion）

有外周组织灌注无效的危险（risk for ineffective peripheral tissue perfusion）

呼吸机依赖（dysfunctional ventilatory weaning response）

持家能力障碍（impaired home maintenance）

沐浴自理缺陷（bathing self-care deficit）

穿着自理缺陷（dressing self-care deficit）

进食自理缺陷（feeding self-care deficit）

如厕自理缺陷（toileting self-care deficit）

有自理能力增强的趋势（readiness for enhanced self-care）

自我忽视（self-neglect）

领域 5：感知/认知（perception/ cognition）

单侧身体忽视（unilateral neglect）

急性意识障碍（acute confusion）

有急性意识障碍的危险（risk for acute confusion）

慢性意识障碍（chronic confusion）

情绪控制失调（labile emotional control）

冲动控制无效（ineffective impulse control）

知识缺乏（deficient knowledge）

有知识增进的趋势（readiness for enhanced knowledge）

记忆功能障碍（impaired memory）

有沟通增进的趋势（readiness for enhanced communication）

语言沟通障碍（impaired verbal communication）

领域 6：自我感知（self-perception）

有希望增强的趋势（readiness for enhanced hope）

无望感（hopelessness）

有个人尊严受损的危险（risk for compromised human dignity）

自我认同紊乱（disturbed personal identity）

有自我认同紊乱的危险（risk for disturbed personal identity）

有自我概念改善的趋势（readiness for enhanced self-concept）

长期低自尊（chronic low self-esteem）

有长期低自尊的危险（risk for chronic low self-esteem）

有情境性低自尊的危险（risk for situational low self-esteem）

情境性低自尊（situational low self-esteem）

体像紊乱（disturbed body image）

领域 7：角色关系（role relationships）

照顾者角色紧张（caregiver role strain）

有照顾者角色紧张的危险（risk for caregiver role strain）

养育功能障碍（impaired parenting）

有养育功能改善的趋势（readiness for enhanced parenting）

有养育功能障碍的危险（risk for impaired parenting）

有依附关系受损的危险（risk for impaired attachment）

家庭运作过程失常（dysfunctional family processes）

家庭运作过程改变（interrupted family processes）

有家庭运作过程改善的趋势（readiness for enhanced family processes）

关系无效（ineffective relationship）

有关系改善的趋势（readiness for enhanced relationship）

有关系无效的危险（risk for ineffective relationship）

父母角色冲突（parental role conflict）

无效性角色行为（ineffective role performance）

社会交往障碍（impaired social interaction）

领域 8：性（sexuality）

性功能障碍（sexual dysfunction）

性生活型态无效（ineffective sexuality pattern）

生育进程无效（ineffective childbearing process）

有生育进程改善的趋势（readiness for enhanced childbearing process）

有生育进程无效的危险（risk for ineffective childbearing process）

有母体与胎儿双方受干扰的危险（risk for disturbed maternal-fetal dyad）

领域 9：应对/应激耐受性（coping/ stress tolerance）

创伤后综合征（post-trauma syndrome）

有创伤后综合征的危险（risk for post-trauma syndrome）

强暴创伤综合征（rape-trauma syndrome）

迁移应激综合征（relocation stress syndrome）

有迁移应激综合征的危险（risk for relocation stress syndrome）

活动计划无效（ineffective activity planning）

有活动计划无效的危险（risk for ineffective activity planning）

焦虑（anxiety）

防卫性应对（defensive coping）

应对无效（ineffective coping）

有应对改善的趋势（readiness for enhanced coping）

社区应对无效（ineffective community coping）

有社区应对改善的趋势（readiness for enhanced community coping）

妥协性家庭应对（compromised family coping）

无能性家庭应对（disabled family coping）

有家庭应对改善的趋势（readiness for enhanced family coping）

对死亡的焦虑（death anxiety）

无效性否认（ineffective denial）

恐惧（fear）

悲伤（grieving）

复杂性悲伤（complicated grieving）

有复杂性悲伤的危险（risk for complicated grieving）

情绪调控受损（impaired mood regulation）

有能力增强趋势（readiness of enhanced power）

无能为力感（powerlessness）

有无能为力感的危险（risk of powerlessness）

恢复能力障碍（impaired resilience）

有恢复能力增强的趋势（readiness for enhanced resilience）

有恢复能力障碍的危险（risk of impaired resilience）

持续性悲伤（chronic sorrow）

压力负荷过重（stress overload）

颅内适应能力降低（decreased intracranial adaptive capacity）

自主反射失调（autonomic dysreflexia）

有自主反射失调的危险（risk for autonomic dysreflexia）

婴儿行为紊乱（disorganized infant behavior）

有婴儿行为调节改善的趋势（readiness for enhanced organized infant behavior）

有婴儿行为紊乱的危险（risk for disorganized infant behavior）

领域 10：生活准则（life principles）

有精神安适增进的趋势（readiness for enhanced spiritual well-being）

有决策能力增强的趋势（readiness for enhanced decision making）

抉择冲突（decisional conflict）

独立决策能力减弱（impaired emancipated decision-making）

有独立决策能力增强的趋势（readiness for enhanced emancipated decision-making）

有独立决策能力减弱的危险（risk for impaired emancipated decision-making）

道德困扰（moral distress）

宗教信仰减弱（impaired religiosity）

有宗教信仰增强的趋势（readiness for enhanced religiosity）

有宗教信仰减弱的危险（risk for impaired religiosity）

精神困扰（spiritual distress）

有精神困扰的危险（risk for spiritual distress）

领域 11：安全/防护（safety/protection）

有感染的危险（risk for infection）

清理呼吸道无效（ineffective airway clearance）

有误吸的危险（risk for aspiration）

有出血的危险（risk for bleeding）

有干眼症的危险（risk for dry eye）

有跌倒的危险（risk for falls）

有受伤的危险（risk for injury）

有角膜受损的危险（risk for corneal injury）

有手术期体位性损伤的危险（risk for perioperative positioning injury）

有热损伤的危险（risk for thermal injury）

有尿道损伤的危险（risk for urinary tract injury）

牙齿受损（impaired dentition）

口腔黏膜受损（impaired oral mucous membrane）

有口腔黏膜受损的危险（risk for impaired oral mucous membrane）

有外周神经血管功能障碍的危险（risk for peripheral neurovascular dysfunction）

有压疮的危险（risk for pressure ulcer）

有休克的危险（risk for shock）

皮肤完整性受损（impaired skin integrity）

有皮肤完整性受损的危险（risk for impaired skin integrity）

有婴儿猝死综合征的危险（risk for sudden infant death syndrome）

有窒息的危险（risk for suffocation）

术后康复迟缓（delayed surgical recovery）

有术后康复迟缓的危险（risk for delayed surgical recovery）

组织完整性受损（impaired tissue integrity）

有组织完整性受损的危险（risk for impaired tissue integrity）

有外伤的危险（risk for trauma）

有血管损伤的危险（risk for vascular trauma）

有对他人施行暴力的危险（risk for other-directed violence）

有对自己施行暴力的危险（risk for self-directed violence）

自残（self-mutilation）

有自残的危险（risk for self-mutilation）

有自杀的危险（risk for suicide）

受污染（contamination）

有受污染的危险（risk for contamination）

有中毒的危险（risk for poisoning）

有碘造影剂不良反应的危险（risk for adverse reaction to iodinated contrast media）

有过敏反应的危险（risk for allergy response）

乳胶过敏反应（latex allergy response）

有乳胶过敏反应的危险（risk for latex allergy response）

有体温失调的危险（risk for imbalanced body temperature）

体温过高（hyperthermia）

体温过低（hypothermia）

有体温过低的危险（risk for hypothermia）

有手术期体温过低的危险（risk for perioperative hypothermia）

体温调节无效（ineffective thermoregulation）

领域 12：舒适（comfort）

舒适度减弱（impaired comfort）

有舒适增进的趋势（readiness for enhanced comfort）

恶心（nausea）

急性疼痛（acute pain）

慢性疼痛（chronic pain）

分娩疼痛（labor pain）

慢性疼痛综合征（chronic pain syndrome）

有孤独的危险（risk for loneliness）

社交孤立（social isolation）

领域 13：生长/发展（growth/development）

有生长比例失调的危险（risk for disproportionate growth）

有发育迟缓的危险（risk for delayed development）

自测题参考答案

第1章

1. D 2. A 3. A 4. B 5. E 6. C 7. A
8. C 9. C 10. A

第2章

1. E 2. D 3. D 4. D 5. D 6. A 7. D
8. B 9. D 10. E 11. C

第3章

1. D 2. E 3. A 4. B 5. C 6. A 7. B

第4章

1. C 2. C 3. C 4. B 5. D 6. E 7. B
8. C 9. D 10. A 11. A 12. E 13. E
14. D 15. E 16. B 17. B 18. C 19. A
20. C

第5章

1. A 2. E 3. E 4. A 5. C 6. B 7. C
8. A 9. E 10. B 11. B 12. C 13. B
14. A 15. C 16. C 17. E 18. B 19. E
20. C 21. A 22. E 23. A 24. C 25. B
26. C

第6章

1. C 2. D 3. E 4. A 5. B 6. A 7. C

8. B 9. A 10. D 11. E 12. B

第7章

1. E 2. B 3. B 4. A 5. C 6. D 7. C
8. C 9. D 10. C 11. B 12. E 13. A
14. B 15. A 16. C 17. A 18. B 19. D
20. E 21. D 22. C 23. A 24. D

第8章

1. B 2. D 3. B 4. B 5. E 6. C 7. C
8. C 9. B 10. E 11. D 12. B

第9章

1. D 2. C 3. E 4. E 5. E 6. D 7. B
8. C 9. D 10. C 11. E 12. A

第10章

1. A 2. E 3. B 4. D 5. E 6. B 7. C
8. A

第11章

1. B 2. B 3. C 4. B 5. D 6. A 7. A
8. C 9. B 10. C 11. A 12. D